婴儿黄疸

主编 吴 捷 孙 梅 毓克伦

科学出版社

北京

内 容 简 介

本书全面介绍了由于感染、溶血、肝内外胆管发育异常和先天性遗传、代谢缺陷等造成胆红素生成过多、肝胆红素代谢障碍等所致的婴儿黄疸。重点阐述了黄疸的常见病因、发病机制、临床表现、诊断要点、治疗及预后等。内容详尽，言简意赅，实用性强，希望对基层医务人员和年轻医师起到临床指导作用。

图书在版编目（CIP）数据

婴儿黄疸/吴捷，孙梅，魏克伦主编.—北京：科学出版社，2020.7

ISBN 978-7-03-065481-6

Ⅰ.①婴⋯　Ⅱ.①吴⋯②孙⋯③魏⋯　Ⅲ.①婴儿黄疸－诊疗　Ⅳ.①R722.17

中国版本图书馆CIP数据核字（2020）第098638号

责任编辑：郝文娜/责任校对：张　娟
责任印制：赵　博/封面设计：龙　岩

科学出版社 出版
北京东黄城根北街 16 号
邮政编码：100717
http://www.sciencep.com

天津市新科印刷有限公司 印刷
科学出版社发行　各地新华书店经销

*

2020 年 7 月第　一　版　开本：880×1230　1/32
2020 年 7 月第一次印刷　印张：7 1/2
字数：166 000

定价：49.00 元
（如有印装质量问题，我社负责调换）

编委名单

主　编　吴　捷　孙　梅　魏克伦
副主编　毛志芹　郭　静　魏　兵
编　者　(以姓氏笔画为序)

王　弘　王　忻　王　洋　王　楠
王大佳　王秀丽　王英杰　王瑰娜
毛志芹　叶晓琳　乔　琳　刘　畅
孙　梅　吴　丹　吴　捷　陈　莹
杨平平　宋诗蓉　林　楠　孟　希
岳冬梅　郭　静　滕　旭　魏　兵
魏克伦

前　言

随着儿科学的飞速发展，我国儿科医师诊治技术水平有了不断提高，小儿病死率不断下降，但与部分发达国家相比仍有一定的差距，特别是基层与偏远地区，儿科疾病的诊治水平和技术更需要进一步提高。

黄疸是婴儿期最常见的临床症状之一，主要是由于胆红素在体内积聚而引起的皮肤、黏膜或其他器官黄染。黄疸只是一种症状学上的诊断，在新生儿期是最常见的一种临床表现，可分为生理性黄疸和病理性黄疸，多数为生理性。婴儿黄疸大多是因新生儿期黄疸迁延不愈或生理性黄疸消退后再次出现所致，多发生在1岁以内，原因复杂多样，主要是由于感染、母乳、溶血、肝内外胆管发育异常和先天性遗传、代谢缺陷等造成胆红素生成过多、肝胆红素代谢障碍及胆汁排泄障碍所致。早期明确婴儿黄疸病因对治疗和预后判断非常重要，有利于促进患儿后续的生长发育与健康。近年来，随着科技的发展，婴儿黄疸的诊治水平也得到了很大的提高，很多罕见的病因逐渐被认识，许多疾病的治疗思路及方案也发生了变化，因此，亟须对儿科临床医师进行培训和指导。

本书重点介绍了婴儿黄疸的常见病因、发病机制、临床表现、诊断要点、治疗及预后等。内容详尽，言简意赅，实用性强，希望对基层医务人员和年轻医师起到临床指导作用。本书的编写得到了中国医科大学附属盛京医院多位老师的支持，在此一并表示诚挚的感谢。

由于编者能力与水平有限，书中不妥之处，恳请读者指正。

吴 捷 孙 梅 魏克伦

中国医科大学附属盛京医院

2020 年 2 月

目 录

第4章　感染因素导致的黄疸 / 60

第5章　遗传和代谢性疾病 / 120

第6章　胆汁酸代谢障碍性疾病 / 154

第7章　胆道异常 / 163

第1章

肝胆的发育、形态和组织结构

第一节　肝胆的发育

一、肝的发育

（一）肝憩室的出现

胚胎发育至第 3 周，胚体内的 3 个胚层，即外胚层、中胚层、内胚层均已形成。随着胚层的分化及各部分生长速度的差异，胚盘的周边逐渐向腹侧卷折，头端形成头褶，尾端形成尾褶，两侧形成侧褶，使扁平形胚盘变成圆柱形胚体，外胚层包于胚体外表，内胚层及其相连的脏壁中胚层卷折到胚体内，形成一条头尾方向纵行的管道，成为原始消化管。原始消化管的头侧份和尾侧份分别成为前肠和后肠，中份腹侧与卵黄囊相通，成为中肠。以后，随着胚体和原肠的增长，卵黄囊与中肠的连接逐渐变细，形成卵黄蒂。与此同时，在胚盘的侧中胚层中发生一些裂隙，这些裂隙逐步纵向延伸、扩大并逐步通连，形成原始体腔。原始体腔以后转变为心包腔、胸膜腔及腹膜腔。介于原始心包腔及卵黄蒂之间的间充质成为原始横膈，当头褶形成时，横膈位于前肠的腹侧，将心包腔及腹膜腔分隔开来。胚胎第 4 周初，前肠末端腹侧壁的上皮增生，形成一个向外突出的囊状凸起，称肝憩室，是肝与胆的始基。

（二）肝板、肝血窦的发生及肝小叶的形成

肝憩室从原始消化管向外突出，迅速向头腹方向生长并深入原始横膈的间充质中，其末端膨大，并分成头、尾两支。头支较大且生长迅速，其上皮细胞增殖，形成许多细胞索并分支吻合，称为肝索。肝索上下叠加，形成肝板，肝板以中央静脉为中心向周围呈放射状排列。在肝发生的早期，有两对重要的静脉从下向上穿越原始横膈，回流至心脏，即左、右卵黄静脉和左、右脐静脉，前者运送来自卵黄囊的血液，后者连接原始胎盘，运送来自胎盘的营养丰富的血液。在回心脏前，这四条静脉的血液已经变得迂曲缓慢，而且左、右两条卵黄静脉也已演变成网，这种血管网丛结构为肝细胞索的穿插生长营造了有利的环境和条件。肝细胞索不断扩大伸展，将卵黄静脉及脐静脉包围，形成网状的静脉性血窦，即肝血窦，肝血窦与肝细胞索相间排列，形成肝细胞的基本结构基础。横膈的间充质组织是产生肝内造血成分、肝库普弗细胞（Kupffer cell）及肝结缔组织的来源。结缔组织伸入肝实质，把后者分成一个一个的棱柱状结构，即肝小叶。

（三）胚胎肝的生长及外形演变

在肝发生早期，由于得到卵黄静脉和脐静脉丰富的血液供应，肝发育很快，左、右两叶均生长迅速。之后，由于胃的增大，加上中肠袢由脐腔退回腹腔，占据了腹腔很大空间，使肝左叶生长速度缓慢，而肝右叶所受影响相对较小，故两者大小相差悬殊。胚胎第 6 周，肝右叶分化出尾叶和方叶两个副叶及介于肝左叶、肝右叶之间的中叶。肝的生长速度到第 3 个月时达高峰，其重量约占体重的 10%，体积占腹腔的大半，以后生长速度逐渐减慢，到出生时，体积仅占腹腔的一小半。肝起先在原始横膈中生长，以后由于体积增大，逐渐离开横膈，在离开前拉出来的系膜，形成以后的肝韧带，包括肝胃韧带、镰状韧带、冠状韧带及左、右侧韧带等。

（四）胚胎肝的组织及功能发育

胎儿期肝细胞功能活跃，胚胎第 6 周时，造血干细胞从卵黄囊壁迁入肝，并开始造血，主要产生红细胞，也可产生部分粒细胞和巨核细胞，故肝体积相对较大，肝细胞排列成索状，血窦腔大，可见内皮，窦腔可见原始血细胞，未见明显的门管区，中央静脉也少见，故小叶结构不明显，仅见部分肝细胞中有少许糖原颗粒。胚胎第 8 周时，早期门管区出现，在间充质内仅含肝门静脉的分支。胚胎第 9 周时出现多个中央静脉，肝细胞索与肝血窦分别围绕中央静脉，形成多个肝小叶，此时门管区间充质内除肝门静脉分支外，还出现了小叶间动脉和小叶间胆管。至胚胎第 10 ～ 12 周时肝小叶结构更易分辨，随着胎龄增长，肝小叶逐渐增多。与第 7 周时的胚胎相比，肝细胞更加密集、血窦腔小，肝细胞索及窦腔中均见原始血细胞；核大质少，似小淋巴细胞；门管区出现，除小叶间胆管可见上皮为立方形外，门管区 3 个管道仅从管腔大小鉴别；上皮外层次均不清，以间充质为主。此时肝细胞已能合成和储备糖原、分泌胆汁，并开始具有生物转化功能。胚胎第 14 周后，多边形的肝细胞在电子显微镜下可分为明、暗两种细胞，明细胞多，体积大，细胞器丰富，分化程度较高；暗细胞少，体积小，细胞器不发达。胚胎第 4 ～ 5 个月时，肝细胞进一步发育，肝血窦腔中和肝细胞索中仍见许多原始血细胞，肝细胞胞质内含有核糖核蛋白，具有合成和分泌多种血浆蛋白质的功能，还能合成大量甲胎蛋白。胚胎6个月前，几乎所有的胚胎肝细胞都能合成甲胎蛋白，6个月后仅有中央静脉附近的肝细胞产生甲胎蛋白，相反，合成白蛋白的细胞开始增多，到新生儿阶段，所有肝细胞均能合成白蛋白，而甲胎蛋白的含量却很少。胚胎第6～7个月时，肝细胞呈多边形，可见双核，门管区的3个管道清晰可辨，血窦腔大，糖原颗粒增多，集中于肝细胞边缘，造血组织逐渐减少，出生前肝基本停止造血功能。胚胎第8～9个月时，血窦中以无核的红细胞为主，可见巨噬细胞，肝细胞索中原始血细胞减少，肝细胞内充满糖原，结构同出生后的肝。

二、胆道系统的发育

肝憩室的尾支是胆道系统的始基，其远侧端膨大发育为胆囊，柄则发育为胆囊管，胆总管则由肝憩室的根部发育而成。在胚胎第6～7个月时，胆囊和胆囊管、肝管和胆总管因上皮细胞增生旺盛，管腔一度被堵塞，以后胆总管和肝管分别在胚胎第7～8个月和第10个月因上皮细胞程序化死亡而空腔化，只有胆囊底部部分被增生上皮所阻塞，直至第3个月才基本定型。胆囊的结缔组织及肌层皆由肠系膜的间充质分化而来。胚胎第6周，胎肝开始出现胆小管，第6～9周时形成肝内胆道树，第4个月时肝细胞开始分泌胆汁。最初，胆总管开口于十二指肠的腹侧壁，随着十二指肠的转位及右侧壁的发育快于左侧壁，致使胆总管的开口逐渐移至十二指肠背内侧，并与胰腺导管合并，共同开口于十二指肠。

（杨平平）

第二节 肝胆系统的结构和特点

肝是人体最大的管状腺，也是人体最大的消化腺。我国成年男性肝的重量为 1230 ～ 1450g，女性为 1100 ～ 1300g，占体重的 1/50 ～ 1/40。胎儿和新生儿肝相对较大，可占体重的 1/20，其体积占腹腔的 50% 以上，年龄越小，所占比例越大。出生时肝重 120 ～ 130g，占体重的 4% ～ 5%，出生后肝的重量较体重增长慢，5 岁时约重 650g，占体重的 3.3%，到青春期时约重 1200g，占体重的 2.5% ～ 3%。正常婴幼儿肝下缘在右锁骨中线肋缘下约 2cm，剑突下可触及肝，4 岁后一般不能触及。

一、肝的形态特征

肝大部分位于右季肋区及上腹部，仅小部分延伸至左季肋区。肝的血液供应十分丰富，故活体的肝呈棕红色。肝质地柔软、脆弱，易受外力冲击而破裂，从而引起腹腔内大出血。肝呈不规则的楔形，右端圆钝而厚，左端逐渐变窄且薄。肝可分为上、下两面，前、后、左、右 4 缘。肝上面膨隆，与膈相接触，故又称膈面，肝膈面上有矢状位的镰状韧带附着，借此将肝分为左、右两叶，肝左叶小而薄，肝右叶大而厚。肝下面凹凸不平，邻接一些腹腔器官，故又称脏面，脏面中部有略呈 "H" 形的 3 条沟，其中横行的沟约位于脏面正中，有肝左管、肝右管及肝固有动脉左、右支，以及肝门静脉左、右支和肝的神经、淋巴管等由此出入，故称为肝门。出入肝门的这些结构被结缔组织包绕，共同构成一索条状结构，称为肝蒂。左侧的纵沟较窄、深，沟的前部内有肝圆韧带通过，后部容纳静脉韧带。肝圆韧带由胎儿期的脐静脉闭锁而成，经镰状韧带的游离缘内走行至脐；静脉韧带由胎儿时期的静脉导管闭合而成。右侧的纵沟较左侧宽、浅，沟的前部为一浅窝，容纳胆囊，故称胆囊窝；后部为一较深的沟，有下腔静脉通过，故称腔静脉沟。在腔静脉沟的上端处，肝左静脉、肝中静脉、肝右静脉出肝后立即注入下腔静脉，临床上常称此处为第2肝门。在肝的脏面，借"H"形的沟、裂和窝将肝分为4叶，即左侧纵沟左侧的部分为肝左叶；右侧纵沟右侧的部分为肝右叶；左右纵沟之间、肝门前方的部分为方叶；两沟之间、肝门后方的部分为尾状叶。脏面的肝左叶与膈面的一致；脏面的肝右叶、方叶、尾状叶一起，相当于膈面的肝右叶。

二、肝的组织学结构

肝实质的表面有由薄层结缔组织构成的纤维膜包被，称 Glisson 囊，主要由胶原纤维构成，也有较多的弹性纤维。纤维膜外表面包被一层浆膜，肝门处的结缔组织随肝门静脉、肝动脉和肝管的分支伸入肝实质，将肝实质分成许多肝小叶。

（一）肝小叶的基本结构

构成肝小叶的主要成分是肝细胞和肝血窦。肝细胞为较大的多边形细胞，单层排列成肝细胞索，以中央静脉为中心呈放射状排列，形成条板状立体构型，称肝板。胎儿期肝板较厚，可由 3～5 层肝细胞组成。出生前多由 2 层肝细胞组成肝板，出生后的肝板逐渐演变为由单层肝细胞组成。肝板上有许多孔，血窦借这些孔互相连通成网状管道。相邻肝细胞膜凹陷形成的微细管道称胆小管或毛细胆管，肝细胞分泌胆汁入胆小管。肝血窦壁由有孔内皮细胞组成，具有吞噬能力的肝巨噬细胞附于内皮细胞上，内皮细胞与肝细胞之间存在狭小的腔隙称窦周隙。窦周隙内充满从血窦滤出的血浆物质，还存在少量网状纤维和一种散在的间质细胞，即贮脂细胞。肝小叶内的窦周隙也是随肝板而互相连通的网状管道，肝细胞从窦周隙内的血浆摄取物质，并将代谢或合成的物质分泌入窦周隙内。肝小叶之间的结缔组织较少，由肝门进出的肝静脉、肝门静脉、肝管、淋巴管和神经的分支行于肝小叶之间的结缔组织内。相邻肝小叶之间有三角形或椭圆形的结缔组织小区称门管区。每个肝小叶周围有 3～4 个门管区，其中可见 3 种主要的管道分支，即小叶间动脉、小叶间静脉和小叶间胆管，合称三联管。

（二）门管小叶和肝腺泡

1. 门管小叶　是以排泄导管及门管区的小叶间胆管为中轴来划分的肝小叶，这样的小叶结构称门管小叶。门管小叶为三棱锥状体，其中心为胆管及伴行血管，周围以 3 个中央静脉的连线为界。

2. 肝腺泡　一个肝腺泡的立体结构似橄榄，剖面呈卵圆形，与经典肝小叶的概念不同，它们以门管区血管发出的终末血管即终末门微静脉和终末肝微动脉为中轴，伴有胆管、淋巴管和神经的分支，两端以中央静脉为界。一个肝腺泡又称单腺泡，它分为 3 个功能带：近中轴血管部分为Ⅰ带，Ⅰ带的肝细胞可优先获得富含氧和营养成分的血供，故代谢活跃，再生能力强；近中央静脉部分为Ⅲ带，越靠近Ⅲ带的肝细胞血供越差，易发生病理损害，其再生能力也较弱；Ⅰ带和Ⅲ带之间的部分为Ⅱ带，此带肝细胞代谢能力介于Ⅰ带和Ⅲ带之间。

（三）肝的间质成分

除肝被膜和门管区外，肝内结缔组织较少，仅在小叶内肝细胞周围有微细的网状纤维分布，电子显微镜下可见它们散在分布于窦周隙内。肝间质内含有胶原、非胶原成分及少量蛋白多糖。人每克肝组织约含胶原 5.5mg，其中Ⅰ型胶原含量最多，约为 40%，主要是组成胶原纤维束，分布在门管区、中央静脉周围和被膜内。Ⅰ型胶原链分布在血窦分支处的窦周隙内，形成小叶内支架。Ⅲ型胶原含量与Ⅰ型相近，除分布在被膜及门管区外，主要构成位于贮脂细胞附近的网状原纤维。Ⅳ型胶原占 7% ～ 10%，多分布在血管、淋巴管及胆管的基膜处，血窦内皮外侧也有少许分布。Ⅴ型胶原占5% ～ 10%，分布与Ⅳ型相似；Ⅳ型胶原很少，是非纤维状成分，分布在门管区。肝间质内的层黏连蛋白分布在血管、淋巴管、胆管和神经的基膜内，纤维黏连蛋白分布在小叶间的基质内，与Ⅰ型和Ⅲ型胶原紧密相连。间质内的蛋白多糖中，肝素、透明质酸、硫酸软骨素的含量分别为 75%、10% 和 15%。小儿生长过程中，随着肝内各种细胞数量增多和结构、功能的完善，间质成分也有了一定的改变。当肝达到正常大小和具有一定功能后，间质内各种成分的含量和分布也趋于平衡，肝的正常生态系统建立也得以完善。

（四）肝的神经支配

肝的神经来自腹腔神经和右膈神经。腹腔神经丛的分支围绕在肝血管周围形成肝丛，并循其分支经肝门入肝，在门管区三联管的外膜内形成神经丛，纤维的分支穿入管壁内终止于平滑肌细胞，调节血管运动及肝的血流。少量神经纤维终末支终止在门管区附近的肝血窦壁及肝细胞上。

三、肝的血管和淋巴

肝的重要特点之一是因为它具有肝门静脉和肝动

脉双重血供。肝门静脉是肝的功能血管，将胃肠道吸收的营养和某些有毒物质输入肝内，进行代谢和加工处理；肝动脉是肝的营养血管，为肝提供氧和其他器官的代谢产物。成人每克肝组织血流量为 100 ～ 300ml/min，肝门静脉血占肝血供的 70% ～ 75%，肝动脉血占 25% ～ 30%，而肝内血流量最终经肝静脉流出进入下腔静脉。

（一）肝门静脉

肝门静脉由肠系膜上静脉和脾静脉在胰腺颈部的后方汇合而成。肝门静脉由肝门入肝后分为左、右两支，然后继续分支入肝叶和肝段，分别称为叶静脉和段静脉。段静脉逐级分支走行于小叶间，为小叶间静脉。直径 400μm 以上的分支属导静脉，直径 280μm 以下的小叶间静脉属分配静脉，常发出小静脉分支入肝小叶。小叶间静脉的终末分支为终末门微静脉，直径为 20 ～ 30μm，终末门微静脉沿途发出若干短小的血管称入口微静脉，后者穿过界板与血窦相连。

（二）肝动脉

成人肝动脉衍生于供应胎儿肝的三支原始动脉中间的一支。肝动脉起源于腹腔干，在十二指肠上部分出胃右动脉和胃十二指肠动脉后，呈拱状弯向上方，走行于胆总管左方，肝门静脉的前方，在靠近肝的部位分为肝左动脉、肝右动脉两支。肝动脉入肝门与肝门静脉伴行并分支，肝动脉分支较多，在门管区内常见数个小叶间动脉。小叶间动脉行程中不断发生分支，在门管区形成毛细血管网，部分小动脉的分支在胆管周围和上皮下形成胆管周围血管丛，为胆管提供营养。血管丛汇合成小静脉或连通血窦或与终末门微静脉汇合，这种特殊的血液循环途径，即胆管周围血管丛汇合形成小静脉后再与血窦连通，称为胆管周围血管，它对胆管的分泌、重吸收及胆汁的浓缩有重要的意义，而且肝门静脉血流又重新进入血窦，可能对肝细胞分泌胆汁的功能起到调节作用。

（三）肝静脉

肝静脉是肝血液的流出道，包括左、中、右3支大静脉，肝右静脉位于右叶间裂内，汇集右后叶全部和右前叶一部分血液。肝中静脉位于正中裂，汇集右前叶大部分和左内叶全部血流。肝左静脉位于左段间裂内，汇集左外叶全部血流。有时肝中静脉和肝左静脉汇成一个总干进入下腔静脉。另外有直接汇入下腔静脉的分散小肝静脉，包括引流尾状叶的静脉，临床称之为肝短静脉和肝背静脉系统。肝血窦汇合于中央静脉，中央静脉是肝静脉的终末分支，其管壁无平滑肌，只有少量结缔组织，肝血窦开口处的内皮细胞有收缩作用，形成出口括约，能控制血窦内血液的输出。中央静脉垂直连于小叶下静脉，后者位于肝小叶的基部，管壁内结缔组织较多，弹性纤维也很多。小叶下静脉汇集成收集静脉，进而汇合成3条肝静脉，与下腔静脉相连。

（四）肝的淋巴

肝被膜及小叶间血管周围有丰富的淋巴管，形成淋巴丛，肝小叶内并无淋巴管。肝内的淋巴主要产生于窦周隙，窦周隙内的体液在小叶周边经终末血管周围间隙出肝小叶，汇入门管区血管周围的 Mall 间隙内，继而吸收入小叶间淋巴管内。由于肝内淋巴主要来自窦周隙体液，所以淋巴内富含蛋白质，几乎与血浆相近。肝产生的淋巴量大，每千克肝组织每分钟约产生 0.5ml 淋巴液。肝淋巴液的 80% 从肝门淋巴管流出，其余的 20% 经肝静脉周围的淋巴管流出肝。肝淋巴不仅包含由肝细胞分泌产生的大分子物质，也可见许多淋巴细胞和血小板，它们从血窦溢出至窦周隙，再进入淋巴内，偶尔可见库普弗细胞和嗜酸性粒细胞出现在淋巴内。

四、胆道系统的结构

胆道系统是肝向十二指肠内排泄胆汁的特殊管道结构，一般该结构由肝内和肝外两部分组成。肝内部分由胆小管（或称毛细胆管）、小叶间胆管、小叶内胆管及逐渐汇合而成的肝左管、肝右管组成，由肝门出肝后开口于十二指肠；肝外部分由肝总管、胆囊、胆囊管及胆总管组成。

（一）肝内胆管

肝内胆管起自肝细胞直接相连的肝内毛细胆管，依次汇成区域胆管、肝段胆管、肝叶胆管和肝左管、肝右管。肝左管、肝右管的第一级分支位于肝实质外，应属于肝外胆管范围，但由于肝左管、肝右管结合部位置的高低在个体间的差别较大，因此，一般将肝左管、肝右管汇合部以上称为肝内胆管系统，其行径与肝内门静脉和肝动脉分支基本一致，三者均包绕在一结缔组织鞘（Glisson 鞘）内。肝左管、肝右管为一级分支，左内叶、左外叶、右前叶和右后叶胆管为二级分支，各肝段胆管为三级分支。新生儿期肝左管比肝右管长，常包埋在肝实质内，显露较困难。新生儿肝左管平均长度为 0.8cm，肝右管为 0.45cm，随着年龄增长，其长度与管径均相应增大。肝管解剖变异较多，右侧尤甚。

（二）肝外胆管

1. 胆囊　胆囊是储存和浓缩胆汁的囊状器官，也能调节胆道压力。胆囊位于胆囊窝内，其上面借结缔组织与肝相连，胆囊的下面游离，覆以浆膜，并与十二指肠上曲和结肠右曲相邻。胆囊大体上近似梨形，活体呈绿色，胆囊分底、体、颈 3 部分。胆囊底是胆囊突向前下方的盲端，外形钝圆，常在肝前缘的胆囊切迹处露出，当胆汁充满时，胆囊底可贴近腹前外侧壁。胆囊底的体表投影点是在右锁骨中线与右肋弓交点附近，此点可随呼吸而略做上下移动，胆囊发炎时，该处可有压痛。胆囊体是胆囊的主体部分，与底之间无明显界限，终端在肝门右侧附近移行为胆囊颈。胆囊颈有一囊状膨大，称为 Hartmann 袋。胆囊颈是胆囊体向下延续并变细的部分，常以直角向左下转弯，移行为胆囊管。新生儿胆囊细小呈锥状，约 1/4 有 Hartmann 袋，胆囊底露出肝缘，随着生长发育，胆囊结构逐渐完善。儿童期胆囊长度为 4 ～ 7cm，容量为 20 ～ 40ml。

2. 胆囊管　胆囊管比胆囊颈略细，长 3 ～ 4cm，直径为 0.2 ～ 0.3cm，在肝十二指肠韧带内与其左侧的肝总管汇合，延续为胆总管。胆囊颈与胆囊管的黏膜皱襞呈螺旋状，并向腔内突出，形成螺旋襞，螺旋襞可节制胆汁的流入和流出。

3. 肝总管　左、右半肝内的毛细胆管分别汇合成肝左管、肝右管，肝左管、肝右管出肝门后即合成肝总管。新生儿肝总管长约 1.5cm，儿童期长约 4cm，管径为 0.3 ～ 0.4cm。肝总管、胆囊管与其上方的肝下面之间共同围成一个三角区，称为胆囊三角。新生儿期该三角内除胆囊动脉、局部淋巴结外，常有肝右动脉、肝门静脉右支及肝右管穿越其中，约 87% 的肝右动脉经肝总管的后面，13% 经肝总管的前面进入胆囊三角。

4. 胆总管　胆总管在肝十二指肠韧带内下行于肝固有动脉的右侧，肝门静脉的前方。向下经十二指肠上部深面降至胰头后方，再转向十二指肠降部中份，在此处的十二指肠后内侧壁内与胰管汇合，形成一略膨大的共同管道，称为肝胰壶腹，开口于十二指肠大乳头。在肝胰壶腹周围有肝胰壶腹括约肌包绕。此外，在胆总管末段及胰管末段周围亦有薄弱的括约肌。肝胰壶腹括约肌平时保持收缩状态，使胆汁经肝管、肝总管、胆囊管进入胆囊储存。进食后，在神经体液因素作用下，胆囊收缩，肝胰壶腹括约肌舒张，使胆汁自胆囊经胆囊管、胆总管排入十二指肠腔内。胆总管全长分为 4 段，即十二指肠上段、十二指肠后段、胰腺段及十二指肠壁内段。新生儿胆总管平均长 1.9cm，管径为 0.1 ~ 0.3cm。较大的儿童胆总管可长 5 ~ 7cm，管径为 0.4 ~ 0.6cm。有时肉眼可见胆总管旁有小指头大小的淋巴结，当淋巴结肿大时可挤压胆总管引起胆道梗阻。新生儿胰胆合流管约长 0.2cm，儿童此共同通道不超过 0.5cm。若在十二指肠壁外汇合，共同通道超过 2cm，则为胰胆管合流异常。约 80% 的人胆总管先与主胰管汇合，共同开口于十二指肠乳头；约 20% 的人，其胆总管则与主胰管分别进入十二指肠。

（三）胆道系统的血管、淋巴和神经

1. 血管　胆道系统的动脉来自腹主动脉的分支肝总动脉，后者在幽门的后方分为肝固有动脉和十二指肠动脉。肝固有动脉为终末动脉，是分布于肝的唯一动脉。胆总管的血液主要来自十二指肠后动脉及十二指肠上动脉后支的分支，会同来自肝固有动脉的细分支及胆囊动脉分支，在胆总管周围互相吻合，形成细小的动脉丛，自动脉丛分出细支，进入胆总管壁内。约 85% 的胆囊动脉源自肝右动脉，变异者可来自肝固有动脉、肝左动脉、胃十二指肠动脉。胆囊动脉行至胆囊左缘处分为深、浅两支，分别分布在胆囊的肝床面和游离面。了解胆囊动脉的走行变异，可以防止手术中损伤血管。

2.淋巴回流　肝门部淋巴结收集胆管上部的淋巴回流，最后注入胸导管。当小儿胆总管下部淋巴结感染肿大时，可压迫其下端，使胆道梗阻，引起黄疸。先天性胆道畸形手术时应尽量少分离肝门部，以免破坏淋巴回流，影响手术效果。

3.神经　胆道系统分布着丰富的神经纤维，主要是来自腹腔神经丛的交感神经和由迷走神经分出的副交感神经。来自脊髓神经的右膈神经的一部分分布于胆道，并与内脏神经相联系。副交感神经纤维使胆道肌收缩，括约肌松弛，而交感神经纤维的作用则相反。

（杨平平　魏　兵）

第三节　婴儿肝胆系统的生理特点

一、肝的生理功能

（一）分泌胆汁

胆汁的主要成分在肝内形成。在胚胎 2～3 个月时开始分泌胆汁，为胎粪的主要成分。以后随年龄增长，胆汁逐渐增多，每日持续不断地分泌胆汁 600～1000ml，经胆管流入十二指肠。小儿胆汁中含胆酸、胆固醇、卵磷脂及盐类较少，而水分、黏液素和色素较多，牛黄胆酸较甘胆酸多。在肠道牛黄胆酸比甘胆酸防腐作用强，可抑制肠道内细菌生长。胆汁对消化脂肪类食物起重要作用，可促进胰液、肠液的消化作用，促进肠的活动以加速消化，脂溶性维生素 A、维生素 D、维生素 E、维生素 K 需有胆汁中胆酸的作用才能被充分吸收和利用。

（二）代谢功能

食物消化后由肠道吸收的营养物质经门静脉系统进入肝，经过肝的处理，转化成人体可利用的物质。

1. **糖类的代谢** 糖类的代谢是人体重要的热能来源。肝的作用是维持血糖浓度恒定，当血糖浓度过高时，肝将其转化为糖原储存于肝内，血糖过低或饥饿时，肝糖原又可转化为葡萄糖，维持血糖浓度。肝还有糖原异生作用，即将大部分氨基酸、乳酸、甘油等转化为肝糖原或葡萄糖。正常成人肝糖原储存可达150g左右，轻劳动量6～8h，储存的肝糖原大部分可被消耗，而小儿肝糖原储存相对较少，易因饥饿发生低血糖症。

2. **蛋白质代谢** 在蛋白质代谢过程中，肝主要起着合成、脱氨和转氨3个作用。蛋白质经消化液分解为氨基酸而被吸收，肝利用氨基酸再重新合成人体所需的各种重要蛋白质，如白蛋白、纤维蛋白原和凝血酶原等，如果肝损伤严重，就可出现低蛋白血症和凝血功能障碍。蛋白质代谢产生的氨对人体是一种有毒物质，大部分氨在肝内经鸟氨酸循环转化为尿素，经肾排出。肝细胞受损时，脱氨作用减退，血氨因此增高，是引起肝性脑病的主要原因之一。肝细胞内有多种转氨酶，能将一种氨基酸转化为另一种氨基酸，以调节氨基酸的种类，适应蛋白质合成的需要。肝细胞受损且伴有细胞膜的变化时，转氨酶被释出进入血液中，通过检测可发现血中转氨酶增高，可用以观察肝细胞损害程度。

3. **脂肪代谢** 人体摄取食物中的脂肪，在消化道经胆汁和胰腺的脂肪酶作用，分解为脂肪酸和甘油，吸收后在肝细胞内进行同化，然后运至脂肪组织内储存，一部分脂肪酸合成磷脂和胆固醇。肝中的脂肪运输与脂蛋白有密切关系，而卵磷脂是合成脂蛋白的重要原料，因此，当卵磷脂不足时，可导致肝内脂肪堆积，造成脂肪肝。此外，胆固醇在胆汁中的溶解度，取决于胆盐与卵磷脂的比例，若比例失调则产生胆固醇结石。

4. 维生素代谢

(1) 维生素 A：主要来源是胡萝卜素，经肝内胡萝卜素酶的作用，转化为维生素 A。人体 95% 以上的维生素 A 存在于肝内。肝损伤时，即使吸收足量的胡萝卜素，亦不能转化成维生素 A，将出现维生素 A 缺乏症。

(2) 维生素 B 族：糖类在肝内分解时需要维生素 B 作为辅酶，若维生素 B_1 缺乏，糖原生成可受影响而减少。维生素 B_{12} 可参与肝对雌激素的灭活。维生素 B_{12}、维生素 B_6 主要存在于肝内，可促进肝细胞再生。

(3) 维生素 C：主要存在于肝，可促进糖原形成。维生素 C 不足时糖原生成减少，反之若供给充足，肝糖原储存量亦增多，有利于肝细胞再生。

(4) 维生素 K：肝制造凝血酶原必须有维生素 K 参与。肝细胞严重损害时，维生素 K 吸收障碍，肝细胞合成凝血酶原能力明显减低。

5. 激素代谢　在激素代谢方面，肝对雌激素、神经垂体（垂体后叶）分泌的抗利尿激素（血管加压素）具有灭活作用；肾上腺皮质醇和醛固酮的中间代谢大部分在肝内进行。肝硬化时灭活作用减退，体内雌激素增多可引起蜘蛛痣、肝掌及男性乳房发育等现象；抗利尿激素和醛固酮的增多，可促进体内水和钠潴留，引起水肿和腹水形成。

6. 铁和铜代谢　肝是储铁的主要脏器之一，其储铁量约为全身铁总量的 15%。铜亦存于肝内，具有固定肝内铁质的作用，婴儿期造血所需的铁和铜常由肝供给。肝细胞损害时，肝合成铜蓝蛋白能力减低或先天缺乏，则铜蓄积于肝内；肝细胞合成运铁蛋白减少，则铁蓄积。

（三）凝血功能

肝是合成或产生许多凝血物质的场所。除上述的纤维蛋白原、凝血酶原的合成外，还产生凝血因子Ⅶ、Ⅷ、Ⅹ、Ⅺ、Ⅻ。另外，储存在肝内的维生素 K 对于凝血酶原和凝血因子Ⅶ、Ⅸ、Ⅹ的合成是不可缺乏的。

（四）解毒作用

在代谢过程中产生的毒物和外来的毒物，在肝内主要通过分解、氧化和结合等方式解毒或减弱毒性排出体外。参与结合方式的主要是葡萄糖醛酸、甘氨酸等，与毒物结合后使之失去毒性或排出体外。这种结合作用是肝解毒作用中最重要的一种。

（五）吞噬或免疫作用

肝通过单核吞噬细胞系统的库普弗细胞的吞噬作用，将细菌、色素和其他碎屑从血液中除去。

（六）造血和调节血液循环

肝内有铁、铜及维生素 B_{12}、叶酸等造血物质，故间接参与造血。肝本身储藏大量血液，在急性出血时，能输出相当量的血液，以维持循环血量的平衡。正常情况下，肝血流量为每千克每分钟 1000 ～ 1800ml，平均1500mℓ。肝门静脉压力为 7 ～ 10mmHg，肝动脉压力与动脉压相等，肝窦的压力为 2 ～ 6mmHg，位于膈水平的下腔静脉的压力为 0.5 ～ 4mmHg，这种血管压力的下降梯度，可使血液流向心脏。当肝硬化时，正常血流受阻，肝门静脉压力可增高，最终会导致门静脉高压。

新生儿肝具有强大的再生能力，不易发生肝硬化，在肝切除术后再生旺盛，可能与小儿肝细胞线粒体功能良好有关。另外，新生儿肝易受各种不利因素影响，如缺氧、感染、药物中毒等均可使肝细胞发生肿胀、脂肪浸润、变性、坏死、纤维增生而肿大，影响其正常生理功能。

二、胆道系统的生理功能

（一）胆汁的形成与作用

胆汁由肝细胞分泌，97% 为水分，主要成分有胆汁酸盐、胆固醇、磷脂酰胆碱、胆色素、脂肪酸和无机盐等。胆汁比重为 1.01，pH 为 6.0 ～ 8.8。在每个肝小叶中，胆汁流向与血液流向相反，即胆汁从肝小叶中央逐步流向外周，最后进入十二指肠；血流则由微动脉、微静脉流向肝小叶中央，这种反向流动，有利于胆汁与血液间的物质交换、维持离子平衡和生成胆汁。胆汁的作用：①排泄肝的代谢产物；②激活和刺激胰脂肪酶分泌，乳化脂肪；③水解食物中脂类，促进胆固醇和各种脂溶性维生素的吸收；④中和胃酸；⑤刺激肠蠕动，抑制肠道内病原体的生长繁殖等。胆汁中的胆固醇溶解在胆汁酸和磷脂酰胆碱所组成的微胶粒中，从而使胆固醇在胆汁中保持相对高的浓度而又呈溶解状态。这种微胶粒胆固醇溶解能力与胆汁酸和磷脂酰胆碱的浓度比值有密切关系，如果比值增大，则胆固醇溶解能力降低，胆固醇析出。

（二）胆囊的生理功能

胆囊有储存和浓缩胆汁、吸收水分、分泌黏液、排泄胆汁的功能。胆囊的容量虽然不大，但具有很强的浓缩功能，可以使胆汁浓缩 6 ～ 10 倍，它能储存肝 12h 分泌的胆汁，并使浓缩后的胆汁与血浆呈等渗。胆囊压力一般是 0.735 ～ 1.471kPa，平均为 0.862kPa，胆囊内的压力受胆囊壁的弹性和张力、胆汁的浓度和黏稠度、胆囊管的阻力及胆总管内压力等因素的影响。新生儿胆囊的容量为 2 ～ 5ml，随着小儿的生长发育，胆囊的容量逐渐增大。当食物通过和刺激十二指肠时，十二指肠黏膜释放缩胆囊素，胆囊将储存的胆汁排入十二指肠，帮助消化，每次胆囊收缩可排出胆囊胆汁的 84% 左右。胆囊分泌的黏液起保护黏膜作用，胆囊也分泌少量钙质。先天性胆道闭锁患儿的"白胆汁"是一种黏液分泌物，不含胆汁成分。胆囊的收缩功能受激素和神经功能支配，并受药物的影响。

（三）胆道的生理功能

肝外胆道有分泌黏液的功能，黏液有保护胆道黏膜、防止胆汁侵蚀及润滑的作用，有利于胆汁在胆道内的流动。胆道平滑肌有一定收缩作用，具有排出异物的能力。奥迪括约肌对维持肝外胆道的正常压力起调节和控制作用。胆总管内压一般为 $0.784 \sim 1.569$ kPa，影响胆总管内压的因素有肝胆汁分泌压、胆囊内压、奥迪括约肌功能、胆道壁的弹性及收缩力等。胆道系统的神经体液调节相当复杂，刺激交感神经可引起奥迪括约肌收缩和胆囊肌松弛，刺激迷走神经则引起奥迪括约肌松弛和胆囊收缩。

（杨平平　魏克伦）

第2章

黄 疸 概 论

第一节　胆红素代谢特点及干预标准

【概述】

　　黄疸(jaundice)是肝胆系统疾病常见的症状和体征。当血清胆红素含量 > 34.2μmol/L (2mg/dl) 时，可肉眼观察出巩膜、黏膜、皮肤、体液等因胆红素沉着而呈现的黄疸。血清胆红素的含量与皮肤、黏膜黄染的程度并不完全平行，受多种因素的影响。正常小儿出生 1 个月后，血清总胆红素为 1.7 ～ 17.0μmol/L (0.1 ～ 1mg/dl)，包括结合胆红素 < 3.4μmol/L (0.2mg/dl)；未结合胆红素 < 13.7μmol/L (0.8mg/dl)，占总胆红素的 65% 以上。当胆红素 > 17.1μmol/L，但 < 25.7μmol/L 时，黄疸不能被肉眼察觉，称为隐性或亚临床性黄疸；肉眼可见的黄疸称显性黄疸。

【病因及发病机制】

　　(一) 新生儿期胆红素代谢特点

　　1.胆红素生成过多　新生儿每日生成的胆红素明显高于成人 (新生儿为 8.8mg/kg，成人为 3.8mg/kg)，其原因是：①红细胞数量过多。胎儿血氧分压低，红细胞数量代偿性增加，出生后血氧分压升高，过多的红细胞破坏。②红细胞寿命相对短。一般早产儿低于 70d，足月儿约为 80d，成人约为 120d，且血红蛋白的分解速度是成人的 2 倍。③旁路和其他组织来源的胆红素增加。有报道称，此部分胆红素占血总胆红素比例，早产儿约为 30%，足月儿为 20% ～ 25%，成人约为 15%。

2. 血浆白蛋白联结胆红素的能力不足 胆红素进入血液循环后，与血浆中白蛋白联结后，被运送到肝进行代谢。与白蛋白联结的胆红素不能透过细胞膜或血脑屏障，但游离的非结合胆红素呈脂溶性，能够通过血脑屏障，进入中枢神经系统，引起胆红素脑病。刚娩出的新生儿常有不同程度的酸中毒，可减少胆红素与白蛋白联结；早产儿胎龄越小，白蛋白含量越低，其联结胆红素的量也越少。

3. 肝细胞处理胆红素的能力差 胆红素进入肝后被肝细胞的受体蛋白（Y 蛋白和 Z 蛋白，一种细胞内的转运蛋白）结合后转运至光面内质网，通过尿苷二磷酸葡萄糖醛酸基转移酶（UDPGT）的催化，每分子胆红素结合两分子的葡萄糖醛酸，形成水溶性的结合胆红素，后者经胆汁排泄至肠道。新生儿出生时肝细胞内 Y 蛋白含量极微（仅为成人的 5% ～ 20%，出生后 5 ～ 10d 达正常），UDPGT 的含量也低（仅为成人的 1% ～ 2%）且活性差（仅为正常的 0% ～ 30%），因此，新生儿不仅摄取胆红素的能力不足，同时结合胆红素的能力也低下，生成结合胆红素的量较少。此外，新生儿肝细胞排泄胆红素的能力不足，早产儿更为明显，可出现暂时性肝内胆汁淤积。

4. 肠肝循环（enterohepatic circulation）特点 在较大儿童或成人，肠道胆红素通过细菌作用被还原为粪胆素原（stercobilinogen）后随粪便排出，部分排入肠道的结合胆红素可被肠道的 β 葡醛酸糖苷酶水解，或在碱性环境中直接与葡萄糖醛酸分离成为非结合胆红素，后者可通过肠壁重吸收经肝门静脉到肝再行处理，即胆红素的"肠肝循环"。新生儿肠蠕动性差，且肠道菌群尚未完全建立，而肠腔内 β 葡萄糖醛酸糖苷酶活性相对较高，可将结合胆红素转变成非结合胆红素，增加了肠肝循环，导致血非结合胆红素水平升高。此外，胎粪含胆红素较多，如排泄延迟，可使胆红素重吸收增加。

（二）黄疸的发病机制

胆红素代谢过程中，任何一个环节的障碍均可发生黄疸。①胆红素产生过多，如先天或后天性溶血性疾病或骨髓未成熟，红细胞破坏过多；②肝细胞对胆红素摄取、结合、转运、排泄的障碍，如肝细胞损害、酶系统活力减低或缺乏、肝内胆汁淤积；③肝内、肝外胆道梗阻，如先天性胆道闭锁或肝内、肝外肿瘤压迫等。

【治疗要点】

（一）黄疸干预标准

新生儿出生后的胆红素水平是一个动态变化的过程，因此在诊断高胆红素血症时需考虑其胎龄、日龄和是否存在高危因素。对于胎龄 ≥ 35 周的足月健康新生儿，目前多采用美国 Bhutani 等制作的新生儿小时胆红素列线图（图 2-1）或美国儿科学会（AAP）推荐的光疗参考曲线（图 2-2）作为诊断或干预标准参考。当胆红素水平超过 95 百分位时定义为高胆红素血症，应给予干预。根据胆红素水平升高的不同程度，胎龄 ≥ 35 周的新生儿高胆红素血症还可以分为以下几种，包括重度高胆红素血症：血清总胆红素（TSB）峰值超过 342 μmol/L（20 mg/dl）；极重度高胆红素血症：TSB 峰值超过 427μmol/L（25mg/dl）；危险性高胆红素血症：TSB 峰值超过 510μmol/L（30mg/dl）。当存在高危因素，

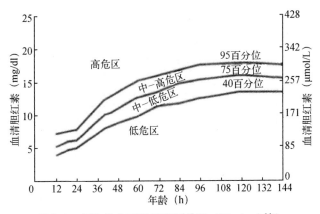

图 2-1　新生儿小时胆红素列线图（Bhutani 等）

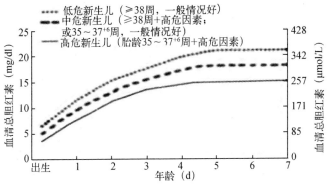

图 2-2　胎龄 ≥ 35 周的光疗参考曲线图

足月新生儿总胆红素值≥第 75 百分位足月新生儿总胆红素值时，也可以考虑干预。由于早产儿生理功能不成熟，对胆红素毒性更敏感，光疗及换血标准较足月儿低。

（二）黄疸高危因素

参考 2004 年美国儿科学会对 ≥ 35 周的新生儿重症高胆红素血症的高危因素。

1. 主要危险因素　①出院前总胆红素值处于高危区；②出生后 24h 内发现黄疸；③血型不合伴直接抗

人球蛋白试验阳性、其他溶血病、呼气末一氧化碳浓度（ETCOc）增高；④胎龄为 35～36 周；⑤之前同胞接受光疗；⑥头颅血肿或明显瘀斑；⑦单纯母乳喂养，尤其是因喂养不当，体重丢失过多；⑧东亚种族后裔。

2. 次要危险因素　①出院前总胆红素值处于中等危险区上部；②胎龄为 37～38 周；③出院前有黄疸；④之前同胞有黄疸；⑤糖尿病母亲所生的巨大儿；⑥母亲年龄≥25 岁；⑦男性。

3. 危险性降低的因素（这些因素与较少发生明显黄疸有关，以重要性顺序排列）　①总胆红素值或经皮胆红素值处于低危区；②胎龄≥41 周；③纯人工喂养；④非洲种族后裔；⑤出生后 72h 出院。

（王　洋）

第二节　黄疸的分类、病因及诊断

【概述】

（一）新生儿期通常分为生理性黄疸和病理性黄疸

约有 85% 的足月儿及绝大多数早产儿在新生儿期均会出现暂时性总胆红素升高，但大多数为生理性的，在所有足月儿中，约有 6.1% 的新生儿血清胆红素水平超过 221μmol/L（12.9mg/dl），仅 3% 的新生儿血清胆红素水平超过 256μmol/L（15mg/dl）。

1. 生理性黄疸　①一般情况良好。②足月儿出生后 2～3d 出现黄疸，4～5d 达高峰，5～7d 消退，最迟不超过 2 周；早产儿黄疸多于出生后 3～5d 出现，5～7d 达高峰，7～9d 消退，最长可延迟到 3～4 周。③每日血清胆红素升高＜85μmol/L（5mg/dl）或每小时＜8.5μmol/L（0.5mg/dl）。

2. **病理性黄疸**　①在出生后 24h 内出现皮肤黄染；②足月儿胆红素高峰值高于日龄 / 时龄干预值或具有相关危险因素的干预值（见光疗标准）；③每日胆红素水平上升 > 85μmol/L（5mg/dl）或每小时 > 8.5μmol/L（0.5mg/dl）；④黄疸持续时间过长，人工喂养的足月儿 > 2 周，早产儿 > 4 周（母乳喂养者黄疸消退时间可以更长）；⑤黄疸退而复现（一定要积极寻找病因）；⑥结合胆红素 > 34μmol/L（2mg/dl）。

（二）按照血中胆红素增高类型分类

分为未结合胆红素增高性黄疸及结合胆红素增高性黄疸。临床上根据黄疸产生的机制及产生黄疸的病变部位分类，大致分为肝前性、肝细胞性及肝后性 3 类。

1. **肝前性黄疸**　未结合胆红素产生过多，可由于先天性或后天性溶血，或者非血液中红细胞溶血而系骨髓内未成熟红细胞破坏过多。这类黄疸的发生是因未结合胆红素尚未进入肝细胞前在数量上增多，远远超过了肝细胞的清除速率（正常肝细胞清除胆红素的能力可增加到 7 倍），故主要为滞留性黄疸。因溶血和贫血使肝功能减退，故随后可有小量结合胆红素（15%）反流入血液循环。

2. **肝细胞性黄疸**　可因肝细胞对胆红素的摄取、结合、转运或排泄这几个环节中任何一个或几个发生障碍而引致黄疸。肝细胞不能有效地摄取未结合胆红素，或者摄取功能正常而酶缺乏或减少，均不能正常地形成结合胆红素，此时血液循环中未结合胆红素升高。即使结合胆红素已经形成，若肝细胞转运或排泄胆红素发生障碍，则血液循环中结合胆红素升高。有些肝实质疾病常兼有以上两种变化，血液中未结合胆红素与结合胆红素均见升高。

3.肝后性黄疸　胆红素产生及结合均可正常进行，由于胆道梗阻，结合胆红素不能排出而反流入血液循环，血液内结合胆红素增高。因胆汁排泄不畅，长期淤积，约经数周后，可使肝细胞功能受损，从而影响未结合胆红素在肝细胞内的转化，因而又具有一些滞留性黄疸。

【病因及发病机制】

（一）肝前性黄疸疾病

1.溶血性高胆红素血症　①新生儿溶血病：Rh和ABO血型系统不合所致溶血；②新生儿败血症：因感染中毒而溶血，同时肝功能受损，酶活力减低；③水溶性维生素K所致新生儿溶血，偶见；④输血时血型不合；⑤蚕豆病：由于葡萄糖-6-磷酸脱氢酶缺乏，食用蚕豆时可致严重溶血；⑥恶性疟疾；⑦自身免疫性溶血性贫血：可急剧发病，引起心脏扩大，发生心力衰竭及严重贫血，日久可致发育迟缓或可发生胆结石等；⑧蛇毒、蜂毒均可致严重急性溶血；⑨其他溶血性疾病：先天性红细胞膜、代谢酶或血红蛋白的遗传性缺陷等，如遗传性球形红细胞增多症、阵发性睡眠性血红蛋白尿症、阵发性冷性血红蛋白尿症、珠蛋白生成障碍性贫血等。

2.非溶血性胆红素产生过多　如旁路高胆红素血症，系由于骨髓内未成熟红细胞破坏过多引起，而血液循环中红细胞并无溶血现象。见于造血系统功能紊乱，如恶性贫血、球蛋白生成障碍性贫血、先天性造血性卟啉血症。

（二）肝细胞性黄疸疾病

1.由于摄取功能障碍　①先天性非溶血性未结合胆红素增高症（Gilbert综合征轻型）：多发生于年长儿，亦可于婴儿或儿童期发病，除有长期间歇性黄疸外，常无明显症状；②新生儿生理性黄疸。

2. 由于结合功能异常　①先天性酶缺乏病：先天性家族性非溶血性黄疸（Crigler-Najjar 综合征），易伴发胆红素脑病；先天性非溶血性黄疸、先天性非溶血性未结合胆红素增高症（Gilbert 综合征重型）。②酶发育不成熟的疾病：新生儿生理性黄疸。③酶受抑制的疾病：暂时性家族性高胆红素血症（Lucey-Driscoll 综合征）；母乳性黄疸。

3. 由于转运及排泄功能异常　①先天性疾病：先天性非溶血性结合胆红素增高 I 型（Dubin-Johnson 综合征）；先天性非溶血性黄疸、结合胆红素增高 II 型（Rotor 综合征）；家族性肝内胆汁淤积性黄疸；α_1- 抗胰蛋白酶缺乏症。②后天性疾病：由于肝炎或药物所致的肝内胆汁淤积。

4. 混合病因　①病毒性肝炎；②各种感染中毒性肝炎；③胆汁性肝硬化；④肝细胞癌；⑤中毒所致的肝细胞损害；⑥半乳糖血症；⑦高酪氨酸血症及胰腺囊性纤维性变等；⑧巨细胞病毒感染；⑨肝豆状核变性；⑩钩端螺旋体病、先天性梅毒及回归热；⑪弓形虫病。

（三）肝后性黄疸疾病

先天畸形、结石、肿瘤、狭窄、炎症、寄生虫等所致的胆道梗阻，包括：先天性胆道闭锁、胆管结石、胆道蛔虫或分支睾吸虫、原发性胆汁性肝硬化及先天性胆总管囊肿。

【诊断要点】

2004 年北美儿科学会提出胆汁淤积标准：总胆红素 < 85μmol/L，结合胆红素 > 17μmol/L 或总胆红素 > 85μmol/L，结合胆红素比例 > 20%。2005 年美国肝病研究协会首先提出婴儿肝内胆汁淤积综合征的概念。婴儿胆汁淤积性肝病系指婴儿期（包括新生儿期）由各种原因引起的肝细胞毛细胆管胆汁形成减少或胆汁流出障碍，导致正常通过胆汁排泄的物质（胆红素、胆汁酸、胆固醇等）在肝细胞内和毛细胆管、胆管淤积，导致血液中结合胆红素升高，临床表现为病理性黄疸、肝大和（或）质地改变、肝功能异常。现欧美儿科学会和胃肠肝营养学会共同制定了胆汁淤积指南，强调结合胆红素 > 17μmol/L 时，应进行胆汁淤积的评估。

（王 洋）

第三节 胆汁淤积的病理及临床特征

【概述】

胆汁淤积性肝病是婴儿肝炎综合征的主要类型，其病因非常复杂，包括感染、遗传代谢缺陷和先天性肝胆发育异常等。最常见病因是肝外胆道闭锁（extrahepatic biliary atresia，EHBA）与淤胆型婴儿肝炎（infantile hepatitis，IH），不同的病因，治疗和预后不同。肝组织病理学检查是鉴别诊断的重要手段。

【病因及发病机制】

尽管婴儿胆汁淤积性肝病的病因和发病机制非常复杂，但肝的病理表现却基本相似，主要有肝细胞坏死、多核巨细胞形成、门管区及周围胆小管增生、肝内纤维组织增生等非特异性病理学改变。有研究报道，组织学上预测 EHBA 最好的病理指标包括胆管增生、肝门纤维化，而组织学特征髓外造血、巨细胞改变则更多地支持淤胆型婴儿肝炎。来自印度的研究报道，胆管增生、胆栓形成及肝门纤维化是预测 EHBA 较好的指标，其中胆管增生是区别 EHBA 和 IH 最重要的指标。Way Seah Le 等采用具有 7 个组织学特征（包括肝门胆管增生、小胆管内胆栓形成、肝门淋巴细胞浸润、多核巨细胞、中性粒细胞浸润、肝细胞肿胀、桥接坏死）的 15 分评分系统对婴儿胆汁淤积的肝组织进行鉴别，对于鉴别胆道闭锁和新生儿肝炎有较高的敏感性和特异性，分值越高，往往预示胆道闭锁的可能性越大。研究显示，胆道闭锁所致肝内病变是进行性的，早期胆管增生，随后发生纤维化，最后导致胆管消失。国内临床研究报道，胆道闭锁患儿的肝组织学检查发现，胆管增生、门管区纤维化和胆汁淤积多在出生后 5～8 周出现，并随日龄增加逐渐加重；而巨细胞样变在整个病程中均可出现，在病程早期较为显著。

【诊断要点】

胆汁淤积性黄疸患儿主要临床表现为皮肤、巩膜黄染，伴粪便颜色改变，其中粪便偏白者大部分由胆道闭锁引起，因此，患儿粪便颜色偏白需要首先考虑胆道闭锁的可能性。巨细胞病毒感染患儿多伴有肝酶学升高。伴有半乳糖升高，常提示代谢性肝病可能性大。合并症常见肺炎、贫血、低蛋白血症、凝血功能异常等。如有低蛋白血症并发凝血功能障碍的胆汁淤积性肝病患儿应首先考虑遗传代谢性疾病，如 Citrin 缺陷病。新生儿体格检查不应只关注腹部，也应关注肝外表现，如畸形特征、发育不良、皮肤病、神经系统及肺部症状。胆道闭锁患儿触诊常表现为肝左叶或尾状叶的固定性肝大，新生儿期还表现为脾大，其中出生后 2～4 周还应关注沉积病或血液病等其他疾病。心脏检查若发现心脏杂音，往往提示 Alagille 综合征或与胆道闭锁相关的心脏异常（如隔膜缺陷），其中（男）生殖器发育不良可能使垂体功能减退。

（王　洋）

第四节　胆汁淤积的分类

【概述】

婴儿（包括新生儿）胆汁淤积性黄疸主要存在两大病因，分别为先天性胆道闭锁和非胆道闭锁性胆汁淤积。

【诊断要点】

（一）胆道闭锁

胆道闭锁主要表现为 3 种形式：①单纯性胆道闭锁最常见，占 84%；②至少有一处畸形而无偏侧畸形的胆道闭锁（如内脏逆位），占 6%；③偏侧畸形的先天性胆道闭锁综合征，占 10%。

（二）非胆道闭锁

非胆道闭锁性胆汁淤积的病因主要有以下几方面。

1. 感染　病毒感染、细菌感染及寄生虫感染。

2. 解剖学异常　除胆道闭锁之外，还有胆总管囊肿、Alagille 综合征、无症状性胆管缺乏、胆汁浓缩综合征、Caroli 综合征、胆总管结石、新生儿硬化性胆管炎、自发性胆总管穿孔。

3. 代谢性疾病　Citrin 缺陷病所致的新生儿肝内胆汁淤积症（NICCD）、α_1-抗胰蛋白酶缺乏症、半乳糖血症、糖原贮积症Ⅳ、囊性纤维化、血色素沉着病、高酪氨酸血症、精氨酸酶缺乏症、Zellweger 综合征、Dubin-Johnson 综合征、Rotor 综合征、遗传性果糖血症、尼曼-皮克病、戈谢病、胆汁酸合成障碍、家族性进行性肝内胆汁淤积症、北美印第安家族性胆汁淤积、Aagenaes 综合征、X-连锁肾上腺脑白质营养不良。

4. 内分泌疾病　甲状腺功能减退症、垂体功能减退症。

5. 染色体病　特纳综合征、18- 三体综合征、唐氏综合征、13- 三体综合征、猫眼综合征。

6. 心血管疾病　布加综合征、新生儿窒息、充血性心力衰竭。

7. 肿瘤性疾病　新生儿白血病、朗格汉斯细胞组织细胞增生症、神经母细胞瘤、肝母细胞瘤、噬红细胞淋巴组织细胞增生症。

8. 其他　新生儿红斑狼疮、肝硬化、毒素、肠外营养、药物、胎儿酒精综合征。

（王　洋）

第五节　胆汁淤积的实验室检查及特殊检查

【概述】

胆汁淤积性肝病病因非常复杂，包括感染、遗传代谢缺陷和先天性肝胆发育异常等。通过有效的实验室检查有助于病因诊断。

【诊断要点】

（一）血液检查

通过有效的实验室检查有助于病因诊断，主要包括检测胆红素（DBil 和 TBil）、肝功能监测（GPT、GOT、ALP、GGT）、PT 及国际化标准比值（INR）、葡萄糖、Alb，其中 GOT 水平升高而不伴有 GPT、TBil 或 DBil 水平大幅度升高可能代表血液或肌肉系统疾病。胆汁淤积性黄疸患儿 GGT 水平显著高于健康儿童。

（二）影像学检查

1. 肝胆超声检查　显示肝门有无纤维块、胆囊有无及大小、进食前后胆囊收缩率，能除外胆总管囊肿。

2. 肝胆磁共振胰胆管成像（MRCP）　是显示胆道系统的一种有效的非侵入性检查方式，通过随机对照临床试验表明，其特异度为 36%，敏感度达 99%。

3. 内镜逆行胰胆管造影术（ERCP）　能显示胆道系统，敏感性高，但特异性低。

4. 经皮经肝胆管造影术（PTC）　PTC 通常与肝活体组织检查联合进行新生儿胆汁淤积性黄疸的诊断。

5. 核素肝胆显像技术　能评价肝的摄取功能和排泄功能。胆道闭锁的特征为肝细胞摄取功能正常，而排泄障碍。

6. 胆汁引流胆汁成分检查　是最直接证明胆道是否通畅的方法，只要十二指肠内有胆汁成分即可排除胆道闭锁。

7. 肝组织学检查　胆道闭锁特征是胆管增生、胆栓形成、门管区或门管区周围纤维化；非胆道闭锁以小叶紊乱、门管区炎症细胞浸润、胆管轻微改变为主。

（三）特殊检查

在过去的 10 余年间，随着分子医学的发展，引起婴儿肝内胆汁淤积症的一系列的遗传因素及其相关基因突变在世界范围内被发现和认识。

1. 基因筛查　① 基因诊断可避免创伤性检查或治疗；② 基因诊断有助于制订进一步治疗和随访计划；③ 基因诊断有助于遗传咨询、产前诊断和新生儿筛查；④临床上不典型的胆汁淤积症患儿通过各种新的基因诊断方法可确诊。

2. 胆汁淤积基因检测的临床选择

（1）从临床特征及外貌特征选择：Alagille 综合征表现为前额突出、两眼距离过远、两眼窝深、尖下巴、马鞍形或直鼻，同时具备慢性胆汁淤积、心脏杂音及结构异常、眼后胚胎环、蝶形椎骨、皮肤瘙痒、生长发育迟缓，血 γ- 谷氨酰转肽酶（γ-GT）显著升高，肝活体组织检查显示小叶间胆管缺少（小叶间胆管的数目与门管区管道数之比率小于 1 即可诊断）；选择 *JAG1* 基因突变检查。Citrin 缺陷病导致的新生儿肝内胆汁淤积症，部分患儿可由于脂肪在面部的异常堆积形成特殊面容。

（2）根据临床表现及实验室检查结果选择：①黄疸、伴呕吐、白内障、生长发育迟缓、代谢性酸中毒，肝脾大时应完善包括半乳糖血症等在内的遗传病基因检查。②黄疸伴低 γ-GT 胆汁淤积性肝病，见于 PFIC1型、PFIC2 型、胆汁酸合成缺陷。③黄疸伴高 γ-GT 胆汁淤积性肝病，见于 PFIC3 型、新生儿硬化性胆管炎、Alagille 综合征等。④黄疸伴皮肤瘙痒，见于 Alagille综合征、PFIC1 型、PFIC2 型、PFIC3 型。⑤黄疸伴多器官损害：伴腹泻、胰腺炎，见于 PFIC1 型；黄疸、脂肪泻、发育不良、肝脾大、肾钙化、肝衰竭见于沃尔曼病（Wolman 病）。⑥黄疸伴肝衰竭，见于沃尔曼病、原发性线粒体肝病。⑦黄疸伴血胆汁酸降低或正常者，见于胆汁酸合成缺陷。⑧黄疸伴血胆汁酸升高者，见于Alagille 综合征及 PFIC1 型、PFIC2 型、PFIC3 型。

3. 基因诊断方法

（1）单个基因测序：利用传统的 Sanger 测序方法，准确性较高，检测单个基因所有外显子及毗邻区域 DNA 序列。遗传性胆汁淤积症多数具有独特表型、生物化学及组织病理学特点，有经验的临床医师经过一般检查后考虑特定疾病或特定基因突变时可以应用。

（2）一组基因的测序：利用基因芯片技术和新一代测序技术。如临床上考虑特定的疾病组或特定的通路引起的疾病，可以应用基因芯片技术同时检测多个基因。

（3）全外显子组测序（whole exome sequencing，WES）及全基因组测序（whole genome sequencing，WGS）。

（4）检测拷贝数异常的方法：DNA 拷贝数异常，包括基因大片段插入及缺失等异常，也是人类遗传病的重要原因之一。①实时定量聚合酶链式反应(polymerase chain reaction，PCR) 技术是以 PCR 为基础的检查方法，操作简便、成本低廉、精确度高，可以自行设计并且针对性检测某个基因及其邻近调控区域的拷贝数异常。②基于阵列的比较基因组杂交技术（array-based comparative genome hybridization，aCGH）、基于寡核苷酸的微阵列技术（oligonucleotide-based microarray）及多重连接依赖的探针扩增技术（multiplex ligation-dependent probe amplification，MLPA），基因内外显子缺失是孟德尔遗传病的常见原因，但无法通过直接进行基因测序检测到。目前 aCGH 已经被广泛应用于检测染色体大片段缺失，但仍然不能检测小片段缺失及线粒体基因。

（王　洋）

第六节　胆汁淤积的治疗及其进展

【概述】

婴儿胆汁淤积性肝病是指 1 岁以内由各种原因引起的胆汁形成或流动减少，临床上以黄疸、粪便颜色改变、肝大和（或）质地异常、营养物质吸收障碍、精神及神经系统异常为主要表现。其病因复杂，主要有感染、先天性遗传代谢病、肝内外胆管发育异常等，以感染和胆道闭锁最常见。针对病因采取积极的治疗措施可极大地改善预后，减少并发症。

【诊断要点】

1. **病史** ①出生史：是否有早产、小于胎龄儿及出生体重指数异常等。②既往史：是否有住院史、静脉营养用药史等。③喂养史：母乳喂养（每日喂奶次数、每次喂养时间、是否添加其他奶制品或辅食）、人工喂养（配方奶的类型及其营养成分、每次喂养的量及每日喂养次数）、混合喂养的情况；患儿喂养的顺应性如何（即喂养接受程度）；进食量的变化；是否存在食物不耐受及食物过敏。④消化道症状：黄疸、呕吐、食欲缺乏、早饱、腹泻、腹胀等。⑤全身症状：黄疸严重程度、有无腹水、有无皮疹、有无胃肠道出血及各种感染、有无肝性脑病及低血糖等。

2. **体格检查** 包括身高、体重指数（注意有无腹水）、头围、上臂围、腹部皮下脂肪厚度、有无特殊面容、有无唇腭裂等畸形、患儿神经认知的发育评估等。胆汁淤积性肝病营养不良程度的评估：①皮褶厚度测量。②上臂围 > 13.5cm 为营养良好；12.5～13.5cm 为营养中等；< 12.5cm 为营养不良。年龄别体重指数：是反映近远期营养状况的敏感指标，年龄别体重指数 < -2SD 或第 3 百分位数，提示能量和营养素供给不足。

3. **实验室检查** ①血常规、血红蛋白、淋巴细胞计数；②血生化：白蛋白、前白蛋白、血脂、胆固醇、总胆红素、结合胆红素、凝血酶原时间、血糖、血氨；③各种维生素、微量元素。

【诊断要点】

（一）营养治疗

1. 婴儿胆汁淤积性肝病的营养治疗途径　胆汁淤积性肝病患儿首选肠内营养（EN），EN 途径有口服和管饲两种，如经口服喂养不能满足患儿营养需求者需选择管饲。管饲包括鼻胃管（NGT）、鼻空肠管（NJT）、胃造瘘管（GT）、胃造瘘空肠管（GJT）、空肠造瘘管。

2. 喂养方式

（1）淤胆型婴儿肝病一般提倡继续母乳喂养；对于牛奶蛋白过敏的胆汁淤积性肝病患儿，根据牛奶蛋白过敏的程度及胆汁淤积性肝病的严重度来制订营养干预方案，轻者继续母乳喂养，严重者可考虑给予氨基酸配方奶粉（如恩敏舒）或乳蛋白深度水解配方奶粉（如蔼儿舒）喂养。某些先天性遗传代谢病，如半乳糖血症应避免饮食中含有乳糖/半乳糖；遗传性果糖不耐受症应避免饮食中含有果糖、乳糖、山梨醇（可选择雀巢无乳糖奶粉）。Citrin 缺陷病引起的新生儿肝内胆汁淤积症应停止母乳，可给予无乳糖高中链脂肪酸配方奶粉（如蔼儿舒）喂养。

（2）新生儿胆汁淤积性肝病低血糖是指新生儿全血血糖低于 2.6mmol/L，为临床需要处理的指征，若有症状应立即给予 100g/L 葡萄糖 2ml/kg，按 1ml/min 的速度静脉滴注，随后根据病情按 3～5ml/（kg·h）继续滴入。给予含麦芽糊精的配方奶能增加糖类的能量。肝移植患儿术前采用葡萄糖化合物 15～20g/（kg·d），术后 6～8g/（kg·d）。

（3）胆汁淤积性肝病患儿选用氨基酸和多肽联合应用，易被机体吸收，有利于肝细胞病变的修复。通常情况下，不要限制蛋白质的摄入，推荐量为 2～4g/（kg·d）；若发生肝性脑病，应适当限制蛋白质的质和量，为1～2g/（kg·d）；可选择支链氨基酸配方，占氨基酸摄入量的10%；肝移植患儿术前为3～4g/（kg·d），移植后下降至2.5～3.0g/（kg·d）。

（4）胆汁淤积性肝病患儿推荐选用含中链脂肪酸（MCTs）30%～50%的配方供能（如蔼儿舒深度水解配方奶粉含39%MCTs），使脂肪更易吸收。

（5）对胆汁淤积性肝病的婴儿，推荐维生素A用量为1000U/（kg·d），最多不超过25 000U/d，10kg以下儿童从5000U/d开始，10kg以上者从10 000U/d开始，可通过监测血视黄醇水平来评价维生素A的营养状况。维生素D推荐使用剂量为120～200U/（kg·d），可通过监测血清25-OH维生素D水平，以评估机体维生素D的营养状态，注意避免过量。维生素K的推荐使用量为2.5～5.0mg/d，维生素K的补充主要依赖静脉途径。当患儿因肝性脑病使用乳果糖时，肠道菌群合成维生素K的量会进一步减少，更加需要额外补充。具有消化道慢性失血者需要补铁，元素铁的补充量为6mg/（kg·d），1个月后进行评估，根据结果调整剂量；锌的缺乏对认知功能、食欲和口味、免疫功能和蛋白质代谢均产生不利的影响，锌缺乏常伴随必需脂肪酸的缺乏，也影响硒的吸收，锌的补充量为1mg/（kg·d）；其他微量元素亦可按常规推荐量进行补充。

（二）药物治疗

1.利胆药　①熊去氧胆酸（优思弗）：具有利胆、降低胆汁酸毒性、保护肝细胞、免疫调节的功能，胆道梗阻者禁用此药。治疗上推荐剂量为10～30mg/（kg·d）口服，每日2～3次。亦可用于肝移植术后胆汁淤积，可减轻免疫排斥反应。②消胆胺：可通过结合肠道中的胆汁酸和胆固醇，阻止其重吸收而发挥利胆作用，对胆汁淤积所致的皮肤瘙痒有效果。一般推荐剂量为 250 ～ 500mg/（kg·d）口服，每日 3 次，建议从小剂量开始。③苯巴比妥：可刺激胆汁酸合成和排泄，降低胆汁酸循环水平，一般推荐剂量为 3 ～ 10mg/（kg·d）口服。④ S- 腺苷蛋氨酸：可恢复并增强肝 Na^+、K^+-ATP 酶活性，增强细胞膜流动以促进胆汁的流动和排泄，还可促进肝细胞再生及抗氧化作用，缓解肝内胆汁淤积。推荐初始治疗剂量为成人 600 ～ 800mg/d，儿童酌减，一般 250 ～ 500mg/d 静脉注射，2 周后可改为片剂口服维持治疗。

2. 保肝药　①解毒类保肝药：能为肝提供巯基或葡萄糖醛酸，增强肝的解毒功能，减少有害物质对肝的损害。常用药物有谷胱甘肽，推荐剂量为每次 10 ～ 20mg/kg，肌内注射或静脉滴注，每日 1 ～ 2 次。②促肝细胞再生类药物：能加速修复受损的肝细胞和促进酶活力恢复正常，从而促进肝细胞再生。如多烯磷脂酰胆碱，每次 5 ～ 10ml，每日 1 ～ 2 次，静脉滴注或静脉注射。③促进能量代谢类药物：能促进肝细胞能量代谢，保持代谢所需各种酶的正常功能。如门冬氨酸钾镁，推荐剂量为 0.2 ～ 0.4mg/（kg·d），每日 1 次，静脉滴注。

3. 益生菌　作为辅助治疗，有助于预防肠道菌群紊乱及细菌和内毒素移位、修复肠黏膜屏障、促进胆汁排泄。研究发现，益生菌可以促进结合胆汁酸水解，抑制肠道内胆汁酸的重吸收并增加其排泄。临床上常用酪酸梭菌二联活菌（常乐康），推荐剂量为每次 500mg（袋）或 420mg（粒），口服，每日 2 次。

（三）遗传代谢病的治疗

1. Citrin 缺陷病　主要包括特殊饮食及对症治疗。高蛋白、高脂肪、低糖饮食可以改善患儿症状，预防低血糖的发生。富含MCT配方奶粉（雀巢蔼儿舒）对NICCD患儿治疗尤其有效。

2. Alagille综合征 Alagille综合征的治疗主要是对症。肾功能严重损伤者可考虑透析或肾移植。对于严重的皮肤瘙痒可用消胆胺治疗，若无改善可考虑肝移植，但术后存活率较先天性胆道闭锁低。

3. PFIC 包括非手术治疗及手术治疗。熊去氧胆酸对PFIC3利胆效果较好，对PFIC2疗效欠佳。消胆胺对PFIC所致皮肤瘙痒有显著疗效。因PFIC患儿随着年龄增长，肝病理改变逐渐加重，故提倡早期手术干预，PFIC1伴有肝外表现者效果欠佳，部分患儿在肝移植术后会恶化。

4. 先天性胆汁酸合成障碍 根据不同酶缺乏类型，选用不同胆汁酸替代治疗方案。

（四）肠外营养相关性胆汁淤积症的治疗

对于肠外营养相关性胆汁淤积症防治提倡尽早经口喂养、缩短静脉营养时间、减少高热量摄入及积极治疗新生儿窒息、颅内出血等疾病，减少胆汁淤积的发生。

（五）胆汁淤积型药物性肝损伤

在婴儿期较为少见。治疗主要是预防，早发现，及时停药。选用利胆保肝药治疗，如熊去氧胆酸等。糖皮质激素在药物性肝损伤（DILI）治疗中应用尚存在争议，目前糖皮质激素多用于胆汁淤积型DILI、免疫反应明显的DILI及重度肝损伤患者，应早期应用。

（六）抗感染治疗

巨细胞病毒感染患儿给予更昔洛韦治疗，详见病毒感染章节。对于脓毒症所致者可根据血培养及药敏试验结果选用适当抗生素治疗。对于尿路感染所致者，应积极寻找原因，排除尿道畸形等梗阻因素，给予敏感药物，规律、足疗程抗感染治疗。对病原为弓形虫者可选用乙酰螺旋霉素，病原为梅毒螺旋体者可选用青霉素类药物抗感染治疗。

（王　洋　吴　捷）

第3章

高未结合胆红素血症的诊断及处理

第一节 溶血性黄疸

【概述】

黄疸是高胆红素血症的临床表现，即血清中胆红素浓度增高，使皮肤、巩膜、黏膜及其他组织和体液发生黄染的现象。胆红素由血红素分解而成，大部分来源于衰老红细胞内的血红蛋白。当胆红素的生成率超越肝胆系统对胆红素的清除率时出现黄疸，称溶血性黄疸。凡能引起红细胞破坏而产生溶血的疾病均可产生溶血性黄疸。

【病因及发病机制】

根据病因可分为先天性溶血性贫血和获得性溶血性贫血。

（一）先天性溶血性贫血

根据发病机制可分为：①红细胞膜缺陷，如遗传性球形红细胞增多症、遗传性椭圆形红细胞增多症、口形红细胞增多、刺状红细胞增多；②遗传性酶病，如遗传性葡萄糖-6-磷酸脱氢酶（G6PD）缺乏症；③遗传性血红蛋白病，如异常血红蛋白病、镰状细胞贫血、珠蛋白生成障碍性贫血。

（二）获得性溶血性贫血

根据发病机制可进一步分为：①免疫性溶血性贫血，如自身免疫性溶血性贫血、新生儿溶血性贫血、血型不符的输血反应；②感染引起的溶血性贫血，如疟疾、弓形虫病、黑热病、梭状芽胞杆菌感染；③化学制剂、药物、毒物引起的溶血性贫血，如氧化剂、非氧化剂、毒物；④物理因子引起的溶血性贫血，如阵发性睡眠性血红蛋白尿症等。

【诊断要点】

（一）新生儿发生严重黄疸伴有贫血时首先应考虑到新生儿溶血性贫血。

1. *母子 ABO 血型不合*　O 型血孕妇在妊娠前就有机会接触 ABO 血型的抗原，因此第一胎出现 ABO 血型不合时，就有可能产生 IgG 抗体，发生胎儿或新生儿溶血。

（1）母亲血型为 O 型，新生儿血型为 A 型或 B 型。

（2）出生后 24 ～ 48h 出现黄疸。

（3）溶血三项试验（改良直接抗人球蛋白试验、抗体释放试验和游离抗体试验）中改良直接抗人球蛋白试验和（或）抗体释放试验阳性。

2. *Rh 溶血病*

（1）母亲 Rh 血型阴性，新生儿 Rh 血型阳性。

（2）出生后 24h 内出现黄疸并迅速加重。

（3）重症者可发生严重的溶血、水肿、胆红素脑病或死胎。

（4）改良直接抗人球蛋白试验（库姆斯试验）和（或）抗体释放试验阳性。

（二）遗传性球形红细胞增多症（HS）

1. 以贫血、黄疸、肝大、脾大为主要临床表现，个别患儿可出现胆红素脑病。

2. 平均红细胞体积（MCV）＜ 80fl、平均红细胞血红蛋白浓度（MCHC）＞ 354g /L 和红细胞体积分布宽度（RDW）＞ 14%，诊断 HS 的敏感度为 63%、特异度为 100%。

3. 小球形细胞体积小，直径平均为 5 ～ 6μm、中心淡染区直径小于细胞直径的 1/3，小球形细胞的比例增高与溶血的严重程度相关。国内诊疗指南 HS 临界值定为球形红细胞＞ 10%。

4. 网织红细胞计数≥ 100×10^9/L，同时小红细胞比例≥ 2.6%，诊断未切脾 HS 敏感度达 100%。

5. 孵育盐水渗透脆性试验（OF）敏感度可提高至81%。由于 10%～ 20%的 HS 患儿 OF 结果可正常，故如果 OF 结果正常，尚不能排除 HS。

6. 流式细胞计数渗透脆性试验（FCM OF）灵敏度为 100%，特异度为 98%。

（三）遗传性葡萄糖–6–磷酸脱氢酶缺乏症（G6PD）

1. 感染或接触萘酚后急起的高未结合胆红素血症、溶血、贫血。

2. 阳性家族史。

3. 红细胞 G6PD 缺乏筛选试验，包括：①高铁血红蛋白还原试验；②荧光斑点试验；③硝基四氮唑蓝（NBT）纸片法。

4. 红细胞 G6PD 活性测定。

5. 变性珠蛋白小体生成试验。

（四）感染引起的溶血性黄疸

1. 生理性黄疸退而复现或明显加重，为溶血证据。

2. 感染灶的表现及全身炎症反应综合征（SIRS）。

3. 血常规、C 反应蛋白、降钙素原（PCT）、病原体、抗原、抗体等感染相关指标的改变。

4.血、尿、粪培养的阳性结果。

【治疗要点】

（一）新生儿溶血性贫血的治疗

1.产前治疗

（1）提前分娩：既往有死胎、流产、输血史的 Rh 阴性孕妇，本次 Rh 抗体效价升到 1 ∶ 32 以上且胎肺已经发育成熟者。

（2）血浆置换：用于抗体效价已经升高但不能提前分娩者。

（3）妊娠期胎儿宫内输血：用于纠正胎儿贫血，适用于母亲 ABO 血清抗体效价在 1 ∶ 512 以上。

（4）妊娠期母体静脉滴注大剂量丙种球蛋白（IVIG）。

2.新生儿处理

（1）肝酶诱导药：常用苯巴比妥诱导葡萄糖醛酸转移酶（UDPGT），但该药有中枢抑制作用，临床应用时应注意观察。茵栀黄或退黄中药也有提高 UDPGT 的作用，但应注意疗程不应超过 1 周。

（2）蓝光照射：蓝光波长主峰为 425 ～ 475nm，蓝光照射可使未结合胆红素转化为易溶于水的同型异构体。

（3）碱化血液：可调节 UDPGT 活性。

（4）静脉滴注白蛋白。

（5）静脉滴注大剂量 IVIG。

（6）换血疗法：血源选择时须注意，Rh 血型不合应采用与母亲 Rh 血型相同且 ABO 血型与新生儿相同的血液；ABO 血型不合应采用 AB 型血浆和 O 型洗涤浓缩红细胞混合后的血液。配血量为患儿总血量的 2 倍，为 400 ～ 600ml（150 ～ 180ml/kg）。可选择脐静脉及外周动静脉同步换血两种方法。

（二）遗传性球形红细胞增多症的治疗

1. 输血　遗传性球形红细胞增多症患儿由于慢性溶血过程对低血红蛋白浓度和低氧产生适应性，所以血红蛋白（Hb）稳定在 50 ～ 60g/L 的 1 周岁以上的患儿可以不再输血，以避免发生继发性血色病，减轻反复输血对骨髓造血应激功能的反馈抑制。

2. 药物治疗　仍以对症治疗为原则，可补充叶酸以防溶血危象和再生障碍危象。出生后 9 个月以下的患儿可给予促红细胞生成素（EPO），以减少输血或不再输血。

3. 手术治疗　脾切除术疗效确切，可明显改善临床症状。Hb 在 60 ～ 80g/L，可在 5 岁后切脾；Hb ＜ 6g/L，可在 3 岁后切脾。

（三）遗传性葡萄糖 –6– 磷酸脱氢酶缺乏症（G6PD）的治疗

1. 去除诱因，避免进食蚕豆及有氧化作用的药物，预防感染。

2. 溶血时积极纠正脱水及酸碱失衡、电解质紊乱。

3. 贫血严重时可输注 G6PD 正常的红细胞 1 ～ 2 次。

4. 黄疸严重者可考虑换血疗法。

（四）感染引起的溶血性黄疸的治疗

1. 积极查找感染源，根据感染源制订相关抗感染方案。

2. 病情危重者静脉滴注 IVIG。

3. 溶血性黄疸处理同前。

【预后】

新生儿溶血性贫血不伴有胆红素脑病的患儿，经过有效的治疗，一般预后较好。遗传性球形红细胞增多症的患儿脾切除术后有血栓形成及免疫系统受损的危险。葡萄糖 -6- 磷酸脱氢酶缺乏症易引起胆红素脑病，且可在血清胆红素较低的水平上发生，应注意预防。感染引起的溶血性黄疸，根据其感染的情况预后也不同。

（滕　旭）

第二节　母乳性黄疸

【概述】

在大多数母乳喂养的婴儿中，生理性黄疸的时期延长，这种情况称为母乳性黄疸，也就是常说的迟发型母乳性黄疸。母乳性黄疸是对摄食母乳的正常生理反应。此外，若母乳喂养不足，特别是出生后第 1 周，也能加重黄疸，这种由母乳喂养不足引起的黄疸称为早发型母乳性黄疸。

【病因及发病机制】

目前，母乳性黄疸的病因及发病机制仍不十分清楚，一些较为被认可的学说如下。

1. 尿苷二磷酸葡萄糖醛酸转移酶基因（*UGT*）*1A1* 表达的延迟或不足导致胆红素代谢异常，其中 *UGT1A1* 的基因多态性可能起到重要作用。

2. 母乳中的某些成分，如一些激素、脂肪、表皮生长因子（EGF），可以通过加强肠肝循环或抑制 *UGT1A1* 活性引起黄疸。

3. 体外实验显示，母乳中的大量非饱和脂肪酸，如油酸、亚油酸，可以抑制肝 *UGT* 的活性。

4. 母乳中的白细胞介素 -1β（IL-1β）可能抑制由本构雄烷受体（CAR）诱导的 *UGT1A1* 基因表达。

5. 母乳喂养热量不足时，可导致由葡萄糖补充诱导的肠道 UGT（肝外 UGT）生成不足。

以往认为母乳性黄疸不会引起胆红素脑病，但近几年发现，早发型母乳性黄疸时由于喂养不足导致的高未结合胆红素血症亦可引起胆红素脑病。

【诊断要点】

1. **早发型母乳性黄疸的特点**　①单纯母乳喂养；②多见于初产妇，母乳少的原因是开奶晚，吃奶前后添加葡萄糖水，而对母乳需求降低；③喂养次数少；④早期出院，对早发型母乳性黄疸认识不足；⑤黄疸高峰常在出生后 3 ～ 4d，如诊断及治疗不及时黄疸可持续 6 ～ 12 周；⑥非溶血性未结合胆红素升高，如诊断治疗不及时可发展为重度（> 342μmol/L）；⑦有引起胆红素脑病的危险，应进行光疗。

2. **迟发型母乳性黄疸的临床特点**　①单纯母乳喂养；②无任何临床症状，生长发育良好；③黄疸程度以轻度（血清胆红素< 205.2μmol/L）至中度（血清胆红素为 205.2 ～ 342μmol/L）为主，重度（血清胆红素为 342μmol/L）较少见，为非溶血性未结合胆红素升高；④肝功能正常，无贫血；⑤黄疸高峰常在出生后 7 ～ 10d，可持续 6 ～ 12 周；⑥暂停母乳喂养 2 ～ 3d，黄疸即可明显减轻，如再喂母乳可有反复，但不会达到原来的程度；⑦无须任何治疗，黄疸可渐减退；⑧预后一般良好，很少引起胆红素脑病。

【治疗要点】

1. 预防母乳性黄疸：①母乳喂养于出生后 1h 开始，每侧乳房的哺乳时间不受限制。出生后第 1 天开始，每日 10 ～ 12 次的哺乳，可引起胃 - 肠反射增加，刺激肠蠕动，排便次数增多，从而减少胆红素的肠道再吸收。

②除母乳外不给其他的补充，能保证热量的摄入并使胆红素水平在出生后几天及数周保持在最低水平。③水的补充可减少母乳喂养的次数，从而导致热量摄入减少及饥饿，因此应减少不必要的喂水。

2. 黄疸程度为中、重度以上的患儿，应停止母乳喂养 3～5d，并按照高未结合胆红素血症的治疗方案进行治疗（参照上一节）。

3. 血清未结合胆红素升至 265.5～342μmol/L 时，特别是早产儿，有胆红素脑病的危险，须进行早期及有效的母乳喂养的评估，停用母乳喂养，积极光疗，补充白蛋白。

【预后】

迟发型母乳性黄疸一般预后较好，早发型母乳性黄疸严重者有胆红素脑病的危险，临床应引起重视。

（滕　旭）

第三节　Crigler-Najjar 综合征

【病因及发病机制】

Crigler-Najjar 综合征是由位于染色体 2q37 的 *UGT1A1* 基因纯合或复合杂合突变引起的一种罕见的遗传病。尿苷二磷酸葡萄糖醛酸转移酶（UGT）是一组主要分布于肝细胞的同工酶家族，其中 UGT1A1 是唯一作用于胆红素的同工酶，*UGT1A1* 基因 5 个外显子中的任意一个内含子及剪切位点的基因发生变异致移码突变，均可引起酶结构及其功能异常，导致酶活性丧失，肝细胞内 B-UGT 活力明显低下，胆红素双葡萄糖醛酸酯比例缩小，胆红素单葡萄糖醛酸酯比例相应增加，使胆红素代谢不足而导致高非结合胆红素血症：Crigler-Najjar 综合征（CNS-Ⅰ型、CNS-Ⅱ型）。CNS-Ⅰ型罕见，患儿 UGT 酶活性完全缺乏，出生后出现显著黄疸，多在 2 岁内死于胆红素脑病。CNS-Ⅱ型为 UGT 活性部分缺乏，黄疸可轻可重，终身使用苯巴比妥可存活。

【诊断要点】

1. CNS-Ⅰ型　血清总胆红素通常大于 342μmol/L，一般于出生后第 3 ～ 4 天出现黄疸，对苯巴比妥治疗无反应，常在新生儿期即发生严重的胆红素脑病，导致死亡或永久性神经系统后遗症，绝大部分患儿于出生后 18 个月内死于胆红素脑病，预后极差，需要进行肝移植治疗。

2. CNS-Ⅱ型　为肝细胞内胆红素 UGT 活性严重缺乏，其活性平均低于正常人的 10%，黄疸常出现于婴儿期，也有于青少年时期发病者。血清总胆红素水平通常小于 342μmol/L，苯巴比妥诱导治疗有效。一般无神经系统后遗症，但是于感染或手术后，可突然出现血胆红素水平升高，甚至胆红素脑病。停止母乳喂养无效，加用苯巴比妥口服治疗，血清胆红素水平可明显下降。

【治疗要点】

1. CNS-Ⅰ型患儿，需采用光照疗法，每天照射 18h 以上，以预防胆红素脑病，并应在脑病出现之前，尽早进行肝移植。

2. CNS-Ⅱ型患儿，应积极预防感染性疾病，避免过度劳累，避免应用对肝有明显不良反应的药物。血清胆红素中度以上升高时可应用苯巴比妥口服治疗。如患儿罹患严重感染，应监测胆红素升高水平，预防胆红素脑病的发生。

【预后】

CNS-Ⅰ型预后差，易发生胆红素脑病，可早期夭折，须尽早行肝移植。CNS-Ⅱ型患儿如果治疗护理得当，可较正常的生活。

（滕　旭）

第四节　Gilbert 综合征

【病因及发病机制】

Gilbert 综合征（GS）是一种常染色体显性遗传病，不完全显性遗传，以非溶血性非结合胆红素升高为特征，而肝无器质性病变。人群发病率在 3%～12%，是最常见的遗传性胆红素代谢障碍性疾病。其发病机制为尿甘二磷酸葡萄糖醛酸转移酶 1A1（UGT1A1）基因突变导致 UGT 酶活性下降，使非结合胆红素的葡萄糖醛酸化障碍，最终导致血中非结合胆红素升高而出现黄疸。*UGT1A1* 基因位于 2q37 染色体上，全长 216kb。迄今为止，*UGT1A1* 基因突变报道约有 130 种，且突变位点在不同地区、不同种族及个体间有较大差异。目前在 GS 患者及其家系中已发现的 *UGT1A1* 突变类型主要有 3 种：① *UGT1A1* 基因启动子 TA 盒中 TA 碱基序列插入突变，此突变在白色人种中发生率为 30%～40%，亚洲人约为 3%；②外显子区域的单碱基突变；③远端加强序列，即苯巴比妥反应增强元件（PBREM）突变。

【诊断要点】

1. 以非结合胆红素升高为主的高胆红素血症，胆红素水平一般不超过 100μmol/L。

2. 肝酶学指标正常。

3.肝炎病毒标志物及溶血指标化验无异常。

4.饥饿试验、苯巴比妥药物试验多为阳性。

5.基因测序,*UGTIA1* 基因检测是诊断 GS 的金标准。

【治疗要点】

GS 为良性疾病,无须特殊治疗。

【预后】

GS 不导致慢性肝炎及肝纤维化,无须治疗,不影响患者生存。有研究表明,单纯 GS 不能造成严重的高未结合胆红素血症,但若与其他因素结合,如 G6PD 缺乏,可能对胆红素升高有关键性作用。

(滕　旭)

第五节　Lucey-Driscoll 综合征

Lucey-Driscoll 综合征,又称暂时性新生儿家族性高胆红素血症,是一种罕见的先天性非溶血性黄疸。婴儿多在出生后 48h 内出现黄疸,血中非结合胆红素可达 340μmol/L 以上。目前认为黄疸的发病机制与患儿母亲在妊娠末 3 个月,血浆中出现抑制葡萄糖醛酸转移酶的物质有关,可能是一种促孕性激素,引起肝细胞摄取和结合胆红素障碍,它可以通过胎盘进入胎儿体内,分娩后不久即从母亲和患儿血清中迅速消失。患儿母亲血中均可测得此种抑制物,其浓度比正常母亲血中水平高 3～5 倍,但抑制物浓度与黄疸深浅并未见明确关系。本病凶险,患儿常在短期内死于胆红素脑病。经换血治疗的幸存者血清胆红素常在 1 个月内恢复正常,幸存者不会再次罹患高胆红素血症。本病需要与母乳性黄疸相鉴别。

(滕　旭)

第六节　其他病因

其他能引起高未结合胆红素血症的情况有血肿（如新生儿皮下血肿）、颅内出血、早产儿开奶延迟、饥饿、保温不当、先天性甲状腺功能减退等导致胆红素生成过多或 UGT 活性受到抑制，可根据实际情况进行干预治疗。

（滕　旭）

第七节　高未结合胆红素血症的处理

新生儿高胆红素血症治疗的目的是降低血清胆红素水平，预防重度高胆红素血症和胆红素脑病的发生。

一、新生儿胆红素脑病

1. 新生儿胆红素脑病的特点　胆红素脑病为高胆红素血症最严重的并发症，主要见于血清胆红素 > 342μmol/L（20mg/dl）和（或）上升速度 > 每小时8.5μmol/L（0.5mg/dl）、胎龄 > 35 周的新生儿；低出生体重儿甚至在 171 ～ 239μmol/L（10 ～ 14mg/dl）也可发生。多于出生后 4 ～ 7d 出现症状。当未结合胆红素水平过高，可透过血脑屏障，造成中枢神经系统功能障碍，如不给予治疗干预，可造成永久性损害。胆红素常造成基底神经节、海马、下丘脑神经核和小脑神经元坏死，尸体解剖可见相应的神经核黄染，故又称核黄疸。

临床上胆红素脑病和核黄疸名词常互相通用，目前推荐的分类是将出生后数周内胆红素所致的中枢神经系统损害称为急性胆红素脑病；将胆红素所致的慢性和永久性中枢神经系统损害或后遗症称为慢性胆红素脑病或核黄疸。胆红素升高也可引起暂时性脑病：指胆红素引起的神经系统损伤是可逆的，临床表现为随着胆红素水平的升高，逐渐出现嗜睡、反应低下，但随治疗后胆红素水平的降低其症状可消失；脑干听觉诱发电位显示各波形的潜伏期延长，但可随治疗而逆转。

2. 新生儿胆红素脑病的分期　胆红素脑病常在24h内较快进展，临床可分为 4 个阶段。

第一期：表现为嗜睡、反应低下、吮吸无力、拥抱反射减弱、肌张力减低等，偶有尖叫和呕吐。持续 12 ~ 24h。

第二期：出现抽搐、角弓反张和发热（多与抽搐同时发生）。轻者仅有双眼凝视，重者出现肌张力增高、呼吸暂停、双手紧握、双臂伸直内旋，可出现角弓反张。此期持续 12 ~ 48h。

第三期：吃奶及反应好转，抽搐次数减少，角弓反张逐渐消失，肌张力逐渐恢复。此期约持续 2 周。

第四期：出现典型的核黄疸后遗症表现，包括手足徐动、眼球运动障碍、听觉障碍、牙釉质发育不良，也称核黄疸四联症。此外，也可留有脑瘫、智能落后、抽搐、抬头无力和流涎等后遗症。

3. 胆红素脑病的辅助诊断

（1）头部磁共振（MRI）扫描：胆红素的神经毒性作用部位具有高度的选择性，一般受累部位为苍白球。胆红素脑病的急性期表现为双侧苍白球 T_1 加权对称性的高信号（图 3-1），这是特征性表现，但此改变与患儿长期预后并不十分相关；数周或数月后上述 T_1 加权高信号逐渐消失，恢复正常；若在相应部位出现 T_2 加权高信号即是慢性胆红素脑病的改变（图 3-2），提示预后不良。

（2）脑干听觉诱发电位：在胆红素的神经毒性中出现最早，是监测病情发展的敏感指标。可见各波潜伏期延长，甚至听力丧失，早期改变常呈可逆性。

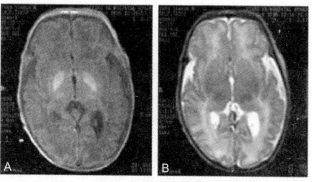

图 3-1　急性胆红素脑病头部 MRI 扫描

胆红素脑病的急性期可见双侧苍白球下，加权对称性高信号。

A. T_1 加权；B. T_2 加权

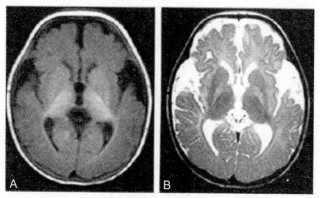

图 3-2　慢性胆红素脑病头部 MRI 扫描

慢性胆红素脑病可见双侧苍白球 T_2 加权对称性的高信号。

A. T_1 加权；B. T_2 加权

二、光照疗法（光疗）

1. 光疗指征　光疗标准很难用单一数值界定，当血清总胆红素水平升高时，可根据胎龄、出生后日龄判断新生儿是否需要进行光疗。出生胎龄在 35 周以上的晚

期早产儿和足月儿可参照 2004 年美国儿科协会推荐的
光疗标准（图 3-3）。在尚未具备密切监测胆红素水平的
医疗机构可适当放宽光疗标准，出生体重小于 2500g 的
早产儿的光疗标准亦可放宽，参考表 3-1。对于极低出
生体重儿或皮肤受挤压后存在瘀斑、血肿的新生儿，可
以采取预防性光疗，但对于超低出生体重儿，应注意过
度光疗的潜在危害。对于结合胆红素升高的患儿，光疗
可以引起"青铜症"，但无严重不良后果。

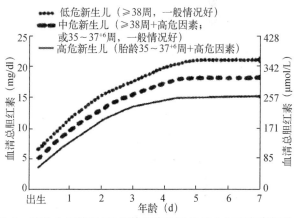

图 3-3　胎龄大于等于 35 周的早产儿及足月儿光疗参考标准
高危因素包括：同族免疫性溶血、葡萄糖 -6- 磷酸脱氢酶缺乏症、
窒息、显著的嗜睡、体温不稳定、败血症、代谢性酸中毒、低白
蛋白血症

表 3-1　出生体重＜ 2500g 的早产儿出生后不同时间光疗和换血
的血清总胆红素参考标准（单位：mg/dl，1mg/dl=17.1μmol/L）

出生体重 (g)	＜ 24h		24～48h		48～72h		72～96h		96～120h		≥ 120h	
	光疗	换血	光疗	换血	光疗	换血	光疗	换血	光疗	换血	光疗	换血
＜ 1000	4	8	5	10	6	12	7	12	8	15	8	15
1000～1249	5	10	6	12	7	15	9	15	10	18	10	18
1250～1999	6	10	7	12	9	15	10	15	12	18	12	18
2000～2299	7	12	8	15	10	18	12	20	13	20	14	20
2300～2499	9	12	12	18	14	20	16	22	17	23	18	23

2. 光疗原理　光照作用下可使未结合胆红素光异构化，形成构象异构体和结构异构体，即光红素。上述异构体为水溶性，可不经肝处理，直接经胆汁和尿液排出。波长为 425～475nm 的蓝光和波长为 510～530nm 的绿光效果最佳，波长为 550～600nm 的白光也可作为选择，日光灯和太阳光也有一定的效果。光疗主要作用于皮肤浅层组织，光疗后皮肤黄疸消退并不代表血清未结合胆红素已达到了正常。

3. 光疗设备与方法　可采用光疗箱、光疗灯、LED 灯和光纤毯。光疗方法有单面光疗和双面光疗。影响光疗的效果的因素为光源性质与强度、单面光源或多面光源、光源 - 光照对象距离、暴露在光照下的体表及光照时间。光照强度以光照对象表面所受到的辐照度计算，标准光照强度为 8～10μW/（cm^2·nm），强光疗强度＞30μW/（cm^2·nm）。

4. 光疗中应注意的问题

（1）光疗采用的光波波长最易对黄斑造成伤害，且长时间强光很可能增加男婴外生殖器鳞癌的风险，因此光疗时应用遮光眼罩遮住双眼，对于男婴，用尿布遮盖会阴部，尽量暴露其他部位的皮肤。

（2）光疗时不显性失水增加，应注意补充液体，保证有足够的尿量排出。

（3）监测患儿体温，避免体温过高。

（4）光疗时若出现发热、腹泻、皮疹等，须依据其程度决定继续光疗或停止光疗。轻者停止光疗后可自行缓解。

（5）光疗过程中仍需要密切监测胆红素，一般 6～12h 监测 1 次。对于溶血病或 TSB 接近换血水平的患儿需在光疗开始 4～6h 监测。当光疗结束后 12～18h 应监测 TSB 水平，以防反跳。

5. 停止光疗指征 对于 ≥ 35 周的新生儿，一般当 TSB < 222 ~ 239μmol/L(13 ~ 14mg/dl)时可停止光疗。具体方法可参照以下几方面。

（1）应用标准光疗时，当 TSB 降至低于光疗阈值胆红素 50μmol/L（3mg/dl）以下时，停止光疗。

（2）应用强光疗时，当 TSB 降至低于换血阈值胆红素 50μmol/L（3mg/dl）以下时，改标准光疗，然后在 TSB 降至低于光疗阈值胆红素 50μmol/L（3mg/dl）以下时，停止光疗。

（3）应用强光疗时，当 TSB 降至低于光疗阈值胆红素 50μmol/L（3mg/dl）以下时，停止光疗。

三、换血疗法

1. 换血指征

（1）出生胎龄 ≥ 35 周的晚期早产儿和足月儿可参照 2004 年美国儿科学会推荐的换血标准（图 3-4），出生体重 < 2500g 的早产儿换血标准可参考表 3-1。在准备换血的同时先给予患儿强光疗 4 ~ 6h，若 TSB 水平未下降甚至持续上升，或者对于免疫性溶血患儿在光疗后 TSB 下降幅度未达到 34 ~ 50μmol/L(2 ~ 3mg/dl)时，立即给予换血。

（2）严重溶血,出生时脐血胆红素 > 76μmol/L（4.5 mg/dl），血红蛋白 < 110g/L，伴有水肿、肝脾大和心力衰竭。

（3）已有急性胆红素脑病的临床表现者无论胆红素水平是否达到换血标准，或者 TSB 在准备换血期间已明显下降，都应换血。

（4）在以上标准的基础上，还可以胆红素与白蛋白的

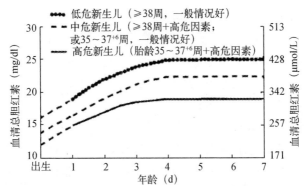

图 3-4　胎龄 35 周以上的早产儿及足月儿换血参考标准

高危因素包括：同族免疫性溶血、葡萄糖 -6- 磷酸脱氢酶缺乏症、窒息、显著的嗜睡、体温不稳定、败血症、代谢性酸中毒、低白蛋白血症

比值（B/A）作为换血参考附加依据，包括胎龄 ≥38 周新生儿 B/A 值达 8.0；胎龄 ≥38 周新生儿伴溶血或胎龄为 35 ~ 37 周新生儿 B/A 值达 7.2；胎龄为 35 ~ 37 周新生儿伴溶血且新生儿 B/A 值达 6.8。

2. 换血方法

（1）血源的选择：Rh 溶血病换血须选择同母亲 Rh 血型，ABO 血型同患儿，紧急情况下也可选择 O 型血。ABO 溶血病，如母亲为 O 型血，患儿为 A 型或 B 型，首选 O 型红细胞和 AB 型血浆的混合血，紧急情况下也可选择 O 型血或同型血，建议红细胞与血浆比例为（2 ~ 3）∶ 1。

（2）换血量：为新生儿血容量的 2 倍（150 ~ 160ml/kg）。

（3）换血途径：可选用脐静脉或其他较粗大的外周静脉，也可选用脐动脉或外周动脉、外周静脉同步换血。

3. 换血中应注意的问题

（1）换血过程中应注意监测生命体征（体温、心率、血压和血氧饱和度），并做好记录。注意严格无菌操作。

（2）注意监测血气分析、血糖、电解质、血钙、血常规。

（3）换血时须等容量、匀速地抽出和输入血液，一般控制全程在 90 ～ 120min。

（4）换血后可发生血清胆红素反弹，应继续光疗，每 4 小时 1 次监测血清胆红素水平直至胆红素下降，然后可延长监测的间隔时间。如果监测胆红素值超过换血前水平应再次换血。

四、药物治疗

1. **静脉注射丙种球蛋白（IVIG）**　确诊溶血病新生儿可采用 IVIG 0.5 ～ 1.0g/kg 于 2 ～ 4h 静脉滴注。必要时 12h 后可重复使用 1 次。

2. **白蛋白**　当血清胆红素水平接近换血值，且白蛋白水平 < 25 g/L 的新生儿，可补充白蛋白 1g/kg，以增加胆红素和白蛋白的联结，减少血液中的未结合胆红素。若白蛋白水平正常，则没有必要额外补充白蛋白。

3. **纠正代谢性酸中毒**　应用 5% 碳酸氢钠提高血 pH，以利于未结合胆红素与白蛋白的联结。

4. **肝酶诱导药**　能诱导 UDPGT 酶活性，增加肝结合和分泌胆红素的能力。常用苯巴比妥 5mg/（kg·d），分 2 ～ 3 次服，共 4 ～ 5d。

（乔　琳　岳冬梅）

第4章

感染因素导致的黄疸

第一节　病毒感染

一、巨细胞病毒（cytomegalovirus，CMV）

【概述】

人巨细胞病毒属于疱疹病毒科β亚科，CMV 有种属特异性，具有潜伏 - 活化的特性，即感染人体后，受宿主免疫反应抑制（主要是特异性 $CD8^+T$ 细胞作用），病毒不再复制或低度复制，终身潜伏在人体内（主要在骨髓前期细胞），一旦宿主免疫状况改变、抑制效应明显减弱，病毒又趋活动，再度复制增殖，甚至造成宿主组织损害，重者发生组织、器官病变。因此，在免疫功能正常的婴儿中，人巨细胞病毒（HCMV）的感染在临床上大多可表现为无症状性感染，但在免疫缺陷、低下或器官受损婴儿中常伴有症状、体征和实验室检查异常。

我国为 HCMV 感染高发区。据文献报道，孕妇血清抗 HCMV 阳性率可高达 95%，易导致新生儿先天性感染。新生儿先天性感染 HCMV 的概率为 0.5%～2.5%。约 50% 的新生儿可能在分娩期间吞入产妇被感染生殖器官的分泌物而致病。母乳喂养是围生期感染的另一途径，约 32% 血清病毒阳性的母亲可分泌病毒进入乳汁而形成病毒乳症，乳汁中病毒 DNA 载量与婴儿被感染密切相关。传播方式主要有以下几种。

1. 垂直传播　①先天性感染：病毒经胎盘传播，宫内感染可以发生在妊娠早、中、晚 3 期中任一时间。出生后 2 周内从新生儿体液中分离到 CMV 为宫内感染的证据。②围生期感染：出生后 3 ～ 12 周的患儿开始排病毒为其特征，又分为经产道传播、母乳传播。一般来说，产时感染占围生期感染的 30%～ 50%；母乳排毒率为 13%～ 27%，产后 2 ～ 13 周为其高峰阶段，哺乳时间超过 1 个月，婴儿更易获得感染。

2. 水平传播　①接触传播：感染的患儿可从唾液和尿液排病毒，通过经常直接接触、共享玩具、互相频繁交换口腔分泌物等方式在集体机构、家庭或医院内将病毒传播给其他易感婴儿、父母或护理人员；②医源性传播：带病毒供体的器官及血液制品均可传播 CMV。

【发病机制】

HCMV 可侵犯多系统器官，而肝为重要的感染靶器官。国外研究发现，在婴儿肝炎综合征（HIS）患儿中 HCMV 感染率达 56% 以上，为主要的病原体。婴儿 HCMV 肝炎以淤胆型肝炎最为常见，可见肝细胞肿胀、坏死，肝内胆管有胆栓形成，门管区纤维组织增生，肝实质内有炎症细胞浸润。CMV 不仅导致肝细胞变性、坏死，并侵犯胆管上皮细胞，引起胆管周围纤维变性致胆道梗阻或闭锁，最终造成后天性胆道闭锁及胆汁淤积性肝硬化。

【诊断要点】

（一）临床表现

由于发生肝炎时患儿的年龄和免疫状况不同，临床表现也有所不同，可将小儿 HCMV 肝炎归纳为下列 4 种类型：①婴儿时期的 HCMV 肝炎；②免疫缺陷个体的 HCMV 肝炎；③ HCMV 伴传染性单核细胞增多症；
④合并其他病毒性肝炎。其中以婴儿时期的 HCMV 肝
炎在我国最为多见。

1. 黄疸型肝炎　患儿出现巩膜和全身皮肤黄染，可
有食欲缺乏、腹泻、尿黄、粪便颜色无变淡等症状，也
可症状轻微或不明显。体格检查：肝大且质地变硬，多
伴有轻度脾大。实验室检查：GPT 升高，血总胆红素
及结合胆红素值增高，但以未结合胆红素增高为主。发
病早者，常与新生儿生理性黄疸混合或重叠发生，或者
紧随生理性黄疸后出现。

2. 胆汁淤积性肝炎　类似上型表现，但粪便色淡，
并以血结合胆红素明显增高为主，除 GPT 升高外，还
有 γ-GT 及碱性磷酸酶的明显增高。

3. 胆汁淤积症　仅有黄疸和血结合胆红素升高，但
无病理性肝体征及 GPT 升高。个别病例可发生先天性
或后天性的肝外胆道闭锁。

4. 无黄疸型肝炎　患儿从无黄疸出现，可有腹泻等
消化道症状。有病理性肝体征和 GPT 升高；也可肝病
理体征不明显，仅有 GPT 升高。并可伴有轻度脾大。

5. 亚临床型肝炎　患儿从无黄疸和其他症状，肝功
能也正常，仅有轻微的肝大。

（二）实验室检查

实验室检查是诊断 HCMV 感染和判断抗病毒治疗
效果的基础，目前主要依据 CMV-IgM、CMV-pp65 及
CMV-DNA。

1. CMV-IgM 的检测　CMV-IgM 阳性表明为产毒性
感染，如同时测得 CMV-IgG 阴性，则表明为原发性感染。
人体的 IgM 有其自身的代谢规律，体内病毒停止复制时，
IgM 也不会很快消失。因此，严格地说，IgM 阳性不能

绝对反映产毒性感染，有可能此时已从产毒性感染转为潜伏性感染了。新生儿和幼小婴儿产生 IgM 的能力较弱，感染 CMV 后可出现假阴性，因此血清 CMV-IgM 阴性，不能排除 CMV 感染。

2. CMV-IgG 的检测　CMV-IgG 从阴性转为阳性，表示为原发性感染。由于 CMV 感染后，病毒终身存在于宿主体内，故 CMV-IgG 抗体可持续终身阳性。CMV-IgG 抗体可经胎盘传递，出生后 6 个月内抗体阳性的婴儿，难以说明是其自身感染的结果，也可能为胎盘传递的被动抗体。

3. CMV-pp65 抗原检测　被视为 CMV 活动与否的"晴雨表"，根据 CMV 抗原阳性细胞数判定病毒激活程度，可通过对 CMV-pp65 抗原阳性细胞数的动态观察，检测疾病的发生、发展。

4. CMV-DNA　在出生后的 2～3 周血中或尿中 CMV-DNA 阳性可判定为先天性巨细胞病毒感染。血液中 CMV-DNA 阳性及拷贝数的变化可以判定病情的转归。通过婴儿期尿 CMV-DNA 阳性结果不能鉴别产毒性感染和潜伏性感染，不能指导临床的诊断及治疗。特殊体液（如脑脊液）及组织标本阳性具有诊断意义。

（三）诊断依据

由于难以对小儿普遍施行肝组织的病理检查与病原体检测，只能依赖临床资料做出诊断。

1. 肝病变的依据　患儿至少具有下述表现中的任何一种。

（1）肝病理体征：肝质地变硬和（或）肝大。

（2）肝细胞性黄疸：见于混合性高胆红素血症。

（3）谷丙转氨酶（GPT）升高。

2. 活动性 CMV 感染的实验室依据　①血抗 CMV-

IgM 阳性或 CMV-IgG 从阴性转为阳性；②尿或涎液 CMV 培养为阳性；③血细胞 CMV-pp65 检测为阳性。

【治疗要点】

抗 CMV 药物应用指征：抗病毒治疗对免疫抑制者是有益的；而免疫正常个体的无症状感染或轻症疾病无须抗病毒治疗。抗病毒治疗指征包括：①符合临床诊断或确定诊断的标准并有较严重或易致残的 CMV 疾病，包括间质性肺炎、黄疸型或淤胆型肝炎、脑炎和视网膜脉络膜炎，尤其是免疫抑制者，如艾滋病患儿；②移植后预防性用药；③有中枢神经损伤（包括感音神经性耳聋）的先天性感染者。早期应用抗病毒治疗可防止听力和中枢神经损伤的恶化。

抗病毒治疗

1. 更昔洛韦　诱导治疗：5mg/kg（静脉滴注 > 1h），每 12 小时 1 次，共 2 ～ 3 周；维持治疗：5mg/kg，1 次 / 日，连续 5 ～ 7d，总疗程为 3 ～ 4 周。若诱导期疾病缓解或病毒血症清除可提前进入维持治疗；若诱导 3 周无效，应考虑原发或继发耐药或现症疾病为其他病因所致；若维持期疾病进展，可考虑再次诱导治疗。若免疫抑制因素未能消除则应延长维持疗程，采用：① 5mg/kg，1 次 / 日；② 6mg/kg，每周 5d；③序贯缬更昔洛韦口服。

用药期间应监测血常规和肝肾功能，若肝功能明显恶化、血小板和粒细胞下降（分别小于或等于 25×10^9/L 和 0.5×10^9/L）或降至用药前水平的 50% 应停药。粒细胞减少重者可给予粒细胞集落刺激因子，若需再次治疗，仍可使用原剂量或者减量，或联合应用集落刺激因子，以减轻骨髓毒性。有肾损害者应减量，如肾透析患儿剂量不超过 1.25mg/kg，每周 3 次，在透析后用药。

2. 缬更昔洛韦　在先天性感染新生儿的 II 期临床研究显示，16mg/kg，每日 2 次与更昔洛韦静脉给药 6mg/kg 等效。肾功能不全者剂量酌减。需与食物同服，不宜嚼碎。主要不良反应有胃肠道反应、骨髓抑制和眩晕、头痛、失眠等。

3. 膦甲酸　儿童一般作为替代用药，特别是单用更昔洛韦仍出现疾病进展时，可单用或与更昔洛韦联用。国外介绍儿童参照成人方案，诱导治疗：60mg/kg，每 8 小时 1 次（持续静脉滴注 1h），连用 2 ～ 3 周；免疫抑制者须维持治疗：90 ～ 120mg/kg，1 次 / 日。维持期间若疾病进展，则再次诱导或与更昔洛韦联用。

【预后】

（一）一般预防

避免暴露是最主要的预防方法。包括：①医护保健人员按标准预防措施护理 CMV 感染的婴儿，手部卫生是预防的主要措施；②使用 CMV 抗体阴性的血液制品或洗涤红细胞（去除白细胞组分）。

（二）阻断垂直传播

1. 易感孕妇　应避免接触已知排病毒者的分泌物；遵守标准预防措施，特别注意手部卫生。

2. 带病毒母乳处理　已感染 CMV 的足月儿可继续母乳喂养，无须处理；早产儿和低出生体重新生儿需处理带病毒母乳，于 −15℃ 以下冻存至少 24h，室温融解可明显降低病毒滴度，再加短期巴氏灭菌，可消除病毒感染性。

（三）药物预防

1. 骨髓移植和器官移植患儿的预防：可采用更昔洛韦、缬更昔洛韦和伐昔洛韦。伐昔洛韦口服剂量：肾功能正常时，每次 2g，4 次 / 日；肾功能不良（尤其肾移植后）者剂量酌减，每次 1.5g，每日 4 次至每日 1 次。一般需服药 90～180d，总剂量不超过 2000g。

2. 有建议使用抗病毒药加静脉滴注免疫球蛋白或高效价免疫球蛋白预防某些高危移植患儿的 CMV 感染，100～200mg/kg，于移植前 1 周和移植后每 1～3 周给药 1 次，持续 60～120d。

3. 有建议对严重支气管、肺发育不良且需用激素治疗的 CMV 感染早产儿应考虑更昔洛韦或缬更昔洛韦预防性用药。

二、风疹病毒（rubella virus）

【概述】

风疹病毒是披膜病毒科风疹病毒属的唯一成员。病毒颗粒呈椭圆形或多形态，直径为（58±7）nm，表面为囊膜，其上伸出长 5～6nm 的突起结构，含有血凝素。核壳体直径为（33±1）nm，内核含单股正链 RNA，病毒仅一个血清型，与其他披膜病毒无交叉抗原反应。

风疹病毒感染呈全球性分布，冬春季发病较多。我国 2～3 岁儿童抗体阳性率为 50%，至学龄前达 80%，11～40 岁约为 95%。先天性风疹综合征的发生与感染时的孕龄有关，母亲在妊娠头 12 周内被风疹病毒感染，80% 胎儿发生先天性疾病；妊娠 13～14 周感染，发病率为 54%；妊娠中期末感染仍有 25% 发病。风疹病毒主要经感染者呼吸道分泌物排出体外，亦可通过尿液或结膜分泌物排出。60%～90% 先天性感染的婴儿出生后鼻咽部排病毒长达数月至数年，是重要的传染源。

【发病机制】

风疹病毒经呼吸道感染，先在局部黏膜，而后在局部淋巴结增殖，经血流到达皮肤、结膜、关节、脑等部位，引起相应部位的炎症反应。孕妇原发感染风疹病毒后，无论有无症状，病毒均可经血流感染胎盘，侵入胎儿各个器官。病毒抑制被感染胚胎细胞的有丝分裂，使染色体断裂，从而影响细胞增殖与分化，使器官组织分化障碍或发育迟缓，出现结构畸形和脏器细胞数量减少；病毒引起胎盘病变和血管内皮损伤，使胎儿供血不足，亦可导致组织细胞代谢障碍和脏器发育不良。

免疫、病理反应与某些病变的发生有关，细胞介导免疫可能在引起皮疹和关节炎中起作用。一些先天性风疹综合征患儿血中存在风疹病毒特异性免疫复合物和抗自身抗体，如抗甲状腺微粒体抗体和抗球蛋白抗体，可能参与先天性风疹时组织脏器的损伤。

【诊断要点】

（一）临床表现

1. 先天性风疹综合征　典型先天性风疹综合征患儿有多系统、多器官受损。肝常有受累，15% 的患儿在出生后 2d 内发生高胆红素血症，65% 有肝大或肝脾大和肝功能异常。肝损伤多可恢复，一般在数周内肝大或肝脾大消失。若黄疸、肝大持续存在，应考虑胆道梗阻的可能。

2. 获得性风疹　儿童获得性风疹症状轻，低热、出疹及耳后、枕部、颈后淋巴结肿大是三大主要表现。不足 10% 的风疹患儿有肝损伤，在出疹时血清转氨酶开始升高，3 ～ 10d 达高峰，1 ～ 4 周恢复正常。多呈亚临床型，或者有轻微肝炎症状，无黄疸，不转为慢性肝炎。

（二）临床诊断

典型获得性风疹根据特征性皮疹、低热、淋巴结肿大等临床表现，结合流行病学资料可做出临床诊断。若新生儿出现先天性缺陷，母亲妊娠期患风疹或有风疹接触史，应高度怀疑先天性风疹感染，须进行病原学检查给予确诊。

（三）病原学诊断

1. 病毒分离　获得性风疹：感染患儿出疹前 7d 至出疹后 14d 的咽拭子；先天性感染：婴儿的尿、咽部及眼部分泌物、脑脊液或死亡婴儿的器官组织标本可用于分离病毒。

2. 血清学检查　特异性 IgM 阳性，特异性 IgG 抗体阳转或双份血清抗体滴度升高大于 4 倍，均可诊断为近期感染。特异性 IgM 抗体在出疹时已出现，一般持续 1 个月，但先天性风疹综合征患儿 IgM 抗体可持续 1 年以上。胎传风疹病毒 IgG 抗体水平在出生后 3 ～ 6 个月下降，若 5 ～ 6 个月的婴儿特异性 IgG 阳性并持续升高，或者出生后即检出特异性 IgM 且在出生后 6 个月内持续存在，均表明为先天性感染。再感染者亦有短期低滴度 IgM 抗体。特异性 IgG 抗体几乎与 IgM 抗体同时出现，可持续数年至十数年。

【治疗要点】

风疹病毒感染及肝损伤的治疗，主要是对症、支持疗法。

【预后】

接种风疹减毒活疫苗是主要预防措施。学龄前儿童和育龄妇女为重点接种对象。易感孕妇在妊娠早期接触风疹患者后可于 72h 内肌内注射 20ml 免疫球蛋白，进行被动免疫。妊娠早期感染者应终止妊娠；妊娠中期感染者，应排除胎儿畸形。

三、单纯疱疹病毒（herpes simplex virus，HSV）

【概述】

单纯疱疹病毒属疱疹病毒科。完整病毒颗粒直径为 180 ～ 200nm，外有囊膜、衣壳，核心含双股 DNA。HSV 分为 Ⅰ 型 (HSV-1) 和 Ⅱ 型 (HSV-2)。HSV-1 主要引起口面部疱疹、免疫抑制个体感染和脑炎。HSV-2 主要侵犯生殖器，是新生儿感染的主要病原体。与其他疱疹病毒一样，HSV 具有潜伏 - 活化的特性。一般认为，原发感染后病毒可潜伏在神经节内，在各种刺激，如感冒、日晒、月经周期、妊娠、免疫抑制等情况下，病毒易被激活，引起再发感染。

新生儿感染主要经产道接触 HSV-2 获得。产妇分娩时存在 HSV 感染，无论分娩方式如何，只要破膜超过 4h，将有 2/3 婴儿发生致死性疾病。小儿 HSV-1 感染多与接触口唇感染 HSV-1 的家庭内成员或医院内传播有关。

【发病机制】

原发感染时，HSV 首先在皮肤、黏膜基底层和中层上皮细胞内增殖，引起感染细胞溶解和局部炎症反应并累及局部淋巴结。病毒经感觉神经轴索向心性移行，在感觉神经节内潜伏或又离心性迁移到其他皮肤、黏膜表面，形成新病灶。很少引起病毒血症，一旦存在，常有内脏多器官受累，最易累及肝。

机体原发感染后，先后产生特异性 IgM 及 IgG 等抗体，前者在数月内消失，后者可长期存在。血清抗体 (IgG、IgM 均有中和型) 可中和细胞外病毒，但不能阻止病毒以细胞融合方式向邻近细胞播散和潜伏病毒的活动，细胞免疫作用较体液免疫更为重要。特异性细胞毒 T 淋巴细胞 (CTL) 和迟发型超敏反应 T 细胞 (T_{DTH}) 在抗 HSV 感染中具有重要作用。新生儿 HSV 感染多病情严重，与新生儿免疫功能发育不全有关。母体特异性 IgG 抗体不能完全阻止病毒侵入，但能减少损害程度。

【诊断要点】

（一）临床表现

1. 新生儿感染 母亲妊娠期原发或再发 HSV 感染，经产道娩出的新生儿感染危险性为 40%～60%，多在出生后第 1 周内出现症状，75%～80% 的新生儿有皮肤疱疹。全身播散型感染新生儿常有黄疸、肝脾大和肝功能异常，可有呼吸困难、发绀和循环衰竭。由于肝功能不全或弥散性血管的凝血（DIC），可发生紫癜、血尿或便血。50% 患儿中枢神经系统受累，出现昏睡、昏迷、抖动和惊厥，脑脊液中白细胞和蛋白质增加。肝大伴高氨血症患儿预后不佳。

2. 单纯疱疹性肝炎 主要见于免疫抑制患儿和营养不良的儿童，HSV-1 和 HSV-2 均可引起，以前者多见。临床表现为急性重型肝炎，发病急骤，进展迅速。早期有发热、皮肤黏膜病变、肝大或触痛、血清胆红素和肝酶水平常突然显著升高，伴白细胞数减少（$< 4.0 \times 10^9$/L），常有凝血功能改变，可发生 DIC。患儿很快发展为肝功能衰竭，病死率近 100%。

（二）病原学诊断

1. 病毒分离 可从皮肤黏膜病损处、咽部、生殖器、尿、脑脊液等处采集标本，接种于人胚肾、猴肾、兔肾及人胚纤维细胞上，观察典型细胞病变，一般需要 2～3d。

2. 病毒标志物检查 病损处刮取细胞或活检标本，用免疫标记检测 HSV 抗原，或者用核酸杂交技术检测病毒基因，或者电镜下找病毒颗粒。

3. 血清学诊断 包括免疫荧光法（IFA）、酶联免疫吸附测定（ELISA）、间接血凝试验、补体结合试验和中和试验等。

【治疗要点】

（一）抗病毒治疗

病灶局部可用碘苷、阿糖腺苷或次氯酸钠溶液。阿昔洛韦能减轻症状和缩短病程。阿糖腺苷能降低 HSV 脑炎和新生儿 HSV 感染的发病率和病死率。

（二）对症治疗

单纯疱疹性肝炎时可给予护肝、降酶、降血氨、防治出血等措施。

【预后】

单纯疱疹病毒亚单位疫苗和基因疫苗尚在研制之中，注射丙种球蛋白对预防本病无效。为减少新生儿 HSV 感染，孕妇应仔细进行产前检查，生殖器感染者应给予及时治疗。产妇分娩时感染者应在破膜前行剖宫产术，产后母婴必须隔离，新生儿应隔离 12 ～ 14d。

四、人类疱疹病毒 6 型（human herpes virus 6，HHV-6）

【概述】

人类疱疹病毒 6 型属疱疹病毒乙亚科病毒，其基因组为双链 DNA，具备其他疱疹病毒类似的生物学特性。原发感染后可潜伏于体内。

【诊断要点】

（一）临床诊断

HHV-6 通常引起幼儿急疹或急性发热性疾病，但在原发性 HHV-6 感染的新生儿、婴儿和成人均有肝受累的报告。患儿在疾病的急性期，有暂时性肝酶升高，常伴发热、呕吐、厌食、皮疹或呈传染性单核细胞增多症样症状。少数患儿发生暴发性肝衰竭，可导致死亡，或者完全康复。

（二）病原学诊断

原发感染的诊断有赖于在血中分离到病毒，并经PCR、免疫荧光或电子显微镜证实，特异性 IgM 阳性或发现特异性 IgG 抗体阳转。

【治疗要点】

治疗主要是支持和对症处理。

五、水痘 – 带状疱疹病毒（varicella–zoster virus，VZV）

【概述】

水痘 - 带状疱疹病毒属疱疹病毒科，为双链 DNA 病毒，只有一个血清型。人是其唯一宿主，病毒主要经呼吸道飞沫或直接接触传播，亦可经胎盘垂直传播。初次感染 VZV 后，临床表现为水痘，其特征为发热、身体不适和典型丘疹水疱样皮疹。

【诊断要点】

（一）临床表现

VZV 感染后，在某些情况下可累及肝。免疫正常儿童在初次感染时常有亚临床型肝病变，仅见血清转氨酶轻度升高。在免疫功能低下儿童，初次感染时易发生严重的全身性感染，患儿常有高热、大疱性或出血性皮损，50% 病例可累及各内脏器官，引起肝炎、肺炎、胰腺炎和脑炎。

（二）病原学诊断

免疫功能正常儿童的水痘，根据典型皮疹和流行病史很容易进行临床诊断。对高危病例，快速病原学诊断则十分重要，最好的方法是取皮肤刮出物或疱疹液检测病毒抗原（免疫荧光法），还可采用 PCR 法检测上述标本及呼吸道分泌物或脑脊液中的 VZV-DNA。取皮损组织或病理早期的疱疹液可进行病毒分离，需耗时 7～10d。血清学诊断价值有限。

【治疗要点】

免疫抑制儿童和新生儿，肌内注射高效价水痘 - 带状疱疹免疫球蛋白（ZIG），可使其水痘发病率和病死率大大降低。最近研究发现，在原发性 VZV 感染的潜伏期，口服阿昔洛韦有明显预防效应，剂量为 40mg/（kg·d），每日 4 次，连续 5d。口服阿昔洛韦还可治疗儿童水痘，剂量为预防量的 2 倍，每次最大量为 800mg，连续 5d。静脉用药主要用于治疗免疫抑制儿童的原发性 VZV 感染，剂量为 30mg/（kg·d），每日 3 次。

（陈　莹）

六、肝炎病毒

（一）甲型病毒性肝炎（viral hepatitis type A）

【病原学及流行病学】

甲型肝炎病毒（hepatitis A virus，HAV）属于微小 RNA 病毒科的嗜肝 RNA 病毒属。HAV 呈球形，是一种无包膜 20 面对称体颗粒，直径为 27～32 nm，内含一条线状单股 RNA 基因组，由衣壳包封而成完整病毒。许多灵长类动物均对 HAV 易感。HAV 对外界抵抗力强，耐酸、碱，在贝壳类动物、污水、淡水、海水及泥土中能存活数月。

甲型肝炎的传染源为急性患者及隐性感染者；通过粪 - 口途径传播，粪便污染水源或食物可引起暴发流行；抗 -HAV 阴性者均为易感人群。在我国，大多在幼儿、儿童及青少年时期获得感染，以隐性感染为主。甲型肝炎的流行与卫生条件及教育程度密切相关，农村高于城市，发展中国家高于发达国家。

【发病机制】

目前的一些研究结果认为，甲型病毒性肝炎的发病机制以宿主免疫反应为主导。发病早期，由于 HAV 在宿主肝细胞内大量增殖和 CD8$^+$T 细胞的杀伤作用，共同导致肝细胞损害；病程后期，主要发生肝细胞免疫损伤，此时由于 HAV 感染产生内源性 γ - 干扰素（IFN）以诱导肝细胞膜抗原表达，从而促使 TC 细胞特异性杀伤 HAV 感染的肝细胞，此过程一方面可能导致肝细胞坏死，同时也去除了 HAV。

【诊断要点】

1. 流行病学史　发病前是否在甲型肝炎流行区，有无进食未煮熟海产品，如毛蚶、蛤蜊及饮用污染水。

2. 临床表现　甲型肝炎的潜伏期为 14 ～ 45d，平均为 30d，临床分为急性黄疸型、急性无黄疸型、淤胆型和亚临床型。

（1）急性黄疸型甲型肝炎：临床上根据起病及黄疸出现的长消过程通常分为 3 期。①黄疸前期：急性起病，畏寒发热，体温为 38 ～ 39℃，常伴有上呼吸道感染症状，继之食欲缺乏、恶心、呕吐、全身乏力，幼儿多见伴有腹泻、尿色深黄。本期持续 5 ～ 7d。②黄疸期：体温下降，上感及腹泻症状缓解，出现皮肤、巩膜不同程度的黄染、全身乏力、持续食欲缺乏，尿色进一步加深。年长儿可诉上腹部不适、肝区隐痛。肝大，有叩击痛和压痛。本期持续 2 ～ 4 周。③恢复期：黄疸渐退，症状逐渐消失，肝功能较快恢复正常，而肝大回缩至正常较慢。本期持续 2 ～ 4 周。

（2）急性无黄疸型甲型肝炎：起病较急性黄疸型肝炎缓慢，除无黄疸外，其他临床症状和体征与黄疸型相似，仅程度上可以较轻，多在 1～2 个月恢复。

（3）亚临床型甲型肝炎：亚临床型甲型肝炎较急性黄疸型和急性无黄疸型甲型肝炎更轻，几乎无任何症状，肝大不明显，肝功能轻度异常，且恢复快。通常靠肝炎病毒学、血清学检查可做出诊断。单凭临床难以诊断，而往往在做检查或其他疾病中发现亚临床型甲型肝炎存在。

（4）其他类型的甲型病毒性肝炎：主要包括两种类型。①急性淤胆型甲型病毒性肝炎：淤胆型肝炎又称毛细胆管型肝炎。该型肝炎临床表现特征是黄疸较重，持续时间较长，消退缓慢，肝大明显，可有肝质地改变。相对而言，肝炎表现症状较轻，精神、食欲、活动较好，一般情况也好，肝功能显示肝胆红素代谢障碍明显，结合胆红素和碱性磷酸酶升高突出，而转氨酶及白蛋白改变相对较轻。预后多较好。②甲型病毒性重型肝炎：急性重型肝炎（又称暴发性肝炎或急性肝坏死或称急性黄色肝萎缩），该类型甲型肝炎临床上起病急、病情重、发展快，病程在 10d 以内，迅速发展为肝衰竭，出现肝性脑病、肝肾综合征、出血及凝血功能障碍等严重临床表现，其预后严重，病死率极高。亚急性重型肝炎：亚急性重型肝炎和急性重型肝炎相似，只不过起病以后发生全面肝衰竭的病程在 10d 以上。亚急性重型肝炎的预后仍然较差，病死率也高。儿童重型肝炎尽管病情严重，预后差，病死率高，但只要经抢救度过危险期，因其肝细胞再生能力强，故其长期预后较成人好。甲型肝炎很少发生慢性肝炎，甲型肝炎病毒不会持续感染，因而不会发生慢性重型肝炎。

3. 诊断依据　临床上拟诊急性胃肠炎或上呼吸道感染患儿伴有精神疲劳、食欲明显缺乏及尿色加深和肝区有叩击痛者应高度警惕是否为甲型肝炎，要注意检查有无肝大，有无肝后区叩击痛，并宜尽快查肝功能和肝炎病毒学相关检查。同时，进一步深入了解有无甲型肝炎的流行病学资料，如发病前是否在甲型肝炎流行区，有无进食未煮熟海产品，如毛蚶、蛤蜊及饮用污染水。临床对不典型的急性甲型病毒性肝炎的诊断，要特别注意流行病学资料和实施肝功能检测及肝炎病毒学检测。目前抗-HAV-IgM抗体测定已广泛用于临床多年，其阳性率和特异性均很高，这为甲型病毒性肝炎的诊断提供了简便、快速、有效的诊断手段。如患者有急性肝炎的临床表现并具备下列任何一项均可确诊为甲型肝炎：抗-HAV-IgM阳性；抗-HAV-IgG急性期阴性，恢复期阳性；粪便中检出HAV颗粒或抗原或HAV-RNA。

【治疗要点】

甲型肝炎有自限性趋势，至今无特殊肯定有效的治疗药物，抗病毒药对甲型肝炎病毒没有肯定治疗效果。甲型病毒性肝炎的治疗原则是适当休息、心情愉快，给予清淡而营养丰富、含充足维生素B和维生素C的食物。有明显恶心、呕吐和食欲缺乏者给予静脉补液。黄疸较重者可以使用人白蛋白或新鲜血浆，对保肝利胆有明显作用。中医中药对急性黄疸型甲型病毒性肝炎有一定治疗作用。

【预后】

甲型病毒性肝炎预后良好，无慢性化倾向，不会演变成肝硬化和肝癌。绝大多数甲型肝炎均为自限性趋向，故预后良好，病死率约为0.01%。

【预防】

1. 管理传染源　尽早发现甲型肝炎患者和隔离对控

制传染源十分重要。从发病之日起隔离 3～4 周，对密切接触者进行医学观察 40d。

2. 切断传播途径　加强卫生宣传，提高个人和集体卫生水平，养成餐前、便后洗手习惯，加强水源、食品管理，这些都是阻断传播途径的重要措施。

3. 保护易感人群　使用甲肝减毒活疫苗，其抗体转阳率 95% 以上，有效保护可达 5 年以上。对甲型肝炎密切接触者每次使用人血丙种球蛋白和人胎盘血丙种球蛋白 2～3ml 有一定的保护作用，时间越早越好，免疫期为 2～3 个月。

（二）乙型病毒性肝炎（viral hepatitis type B）

【病原学及流行病学】

乙型肝炎病毒（hepatitis B virus，HBV）属嗜肝 DNA 病毒科。电子显微镜下观察 HBV 的结构，可分为 Dane 颗粒、小球形颗粒、管形颗粒。Dane 颗粒，直径约为 42nm，是有感染性的完整病毒颗粒，内含环状双股 DNA、DNA 聚合酶及核心抗原；小球形颗粒直径约为 22nm，数量最多；管型颗粒，长 40～400nm。后两者均为过剩的病毒外壳，仅含 HBsAg，无感染性。

乙型病毒性肝炎的传染源主要为急、慢性乙型肝炎患者或病毒携带者，其传染性的强弱与体液中的 HBV DNA 的含量呈正相关。传播途径主要包括垂直传播、血液传播及性接触传播，在我国以垂直传播为主，多发生在围生期，通过 HBV 阳性母亲的血液及体液传播。HBV 不经呼吸道及消化道传播。抗 -HBs 阴性者均为易感人群。婴幼儿是 HBV 感染的最危险时期，新生儿不具有来自母体的先天性抗 -HBs，因而普遍易感，感染时年龄越小，越易形成慢性肝炎、肝硬化或慢性 HBV 携带状态（免疫耐受）。

【诊断要点】

1. **流行病学史**　家庭成员中有无 HBV 感染者，特别是婴儿母亲是否为 HBsAg 阳性，有无输血史等。

2. **临床表现**

(1) 急性乙型肝炎：①无黄疸型乙型肝炎。发生率较黄疸者多，且不易发现，由于无明显的肝病症状，故有时仅在化验时出现血清转氨酶升高才发现而诊断，也会出现恶心、食欲缺乏、低热、乏力等非特异性肝病症状。②黄疸型乙型肝炎。黄疸前期大多出现发热，少数还会出现高热，持续 1～3d，一般不超过 1 周，同时可伴有呼吸道症状及消化道症状，部分患儿有肝外表现，常见的有皮疹和关节痛。黄疸期出现尿黄，继而出现皮肤和巩膜的黄染，较轻，绝大多数有肝大、脾大，婴儿期最明显,往往是一过性的,血清谷丙转氨酶(GPT)明显升高。黄疸期持续 2～4 周进入恢复期，此时黄疸逐渐消退，GPT 逐渐降至正常，肝在 2～3 个月可回缩至原状。绝大部分儿童的急性乙型肝炎可完全恢复，6 个月内 HBsAg 转阴，1 年内产生抗 -HBs。③暴发型乙型肝炎。极少数的儿童急性乙型肝炎可发展为暴发型乙型肝炎，出生后 2～6 个月的婴儿发生率较高。发病 10d 内出现脑病、出血、腹胀、腹水，黄疸不明显，或者在典型的急性发病后出现黄疸迅速加深，并逐渐出现其他肝衰竭的症状。

(2) 慢性乙型肝炎：①慢性迁延（持续）性肝炎(CPH)。病程超过 6 个月，病情较轻，可迁延数年，一般情况良好。单项 GPT 持续升高，其他相关实验室检查无明显异常，肝活体组织检查符合 CPH 的组织学改变。②慢性活动性肝炎（CAH）。既往有肝炎的疾病史，目前有较严重的肝炎症状，如瘦弱、面色不好、食欲缺乏、睡眠差、腹胀、肝区痛等，肝脾大，伴有肝病面容或蜘蛛痣、面部毛细血管扩张、肝掌，有时可出现黄疸；GPT 反复或持续升高，γ - 球蛋白升高，可出现自身抗体、类风湿因子，狼疮细胞阳性；肝外损害，如肾炎、关节炎、皮疹等；肝活体组织检查符合 CAH 的改变。

儿童的 CPH 和 CAH 临床特征差别不突出，仅从临床表现区分十分困难，主要应以病理变化为依据，但也有各自的特点。CPH 病例中，血清 HBV 标记物的检出多于急性肝炎和 CAH，考虑与儿童的免疫清除功能差有关；GPT 升高的程度、反复的频率较 CAH 低，说明病损轻。成人 CAH 典型的肝掌、蜘蛛痣等体征在儿童CAH 并不常见，且儿童慢性乙型肝炎的肝外表现大多比成人少。

（3）慢性无症状携带者：这类儿童长期 HBsAg、HBV-DNA 阳性，无肝病的临床表现，肝功能正常，是儿童期乙型肝炎出现最多的情况。

3. **实验室检查**　乙型肝炎表面抗原（HBsAg）是诊断是否受到 HBV 感染的最重要指标，敏感性超过 HBV-DNA 测定。HBV-DNA 是反映病毒复制活跃程度的指标，高滴度的 HBV-DNA 表示病毒活跃复制。HBsAg 持续阳性超过 6 个月，伴 HBV-DNA 阳性称为慢性 HBV 感染。乙型肝炎 e 抗原(HBeAg)也与病毒的复制活跃程度有关。在慢性 HBV 感染初期，血清 HBeAg 阳性，谷丙转氨酶（GPT）正常，HBV-DNA 处于高水平，组织学无炎症或仅显示轻微炎症，称为免疫耐受期。大多数感染者在若干年后逐渐清除 HBeAg，在此期可出现 GPT 的持续或反复异常，称 HBeAg 阳性的慢性乙型肝炎。随着HBeAg 清除和抗 -HBe 的出现，多伴随 HBV-DNA 的明显下降至低水平或检测不到，GPT 恢复正常，肝组织坏死炎症程度减轻，称为 HBeAg 的血清转换。然而有部分患儿在一段非活动期后，病毒再次活跃复制，肝病持续或反复，多数仍持续为 HBeAg 阴性，称为 HBeAg 阴性的慢性乙型肝炎。

HBsAg 是颗粒性抗原，虽不能通过胎盘，但分娩时可随微量母血进入胎儿体内，引起低滴度的 HBsAg 阳性，此时并不代表新生儿已受到感染。由于 HBeAg 分子质量很小，可自由通过胎盘，但常在出生后 4 个月前消失，因此并不推荐在出生后立即检验乙型肝炎指标。一般对 HBsAg 阳性母亲的婴儿在完成全程乙肝疫苗接种后应检查其 HBsAg 和乙肝表面抗体（抗 -HBs）。HBsAg 阳性提示感染了 HBV，此时应检查 HBeAg、HBV-DNA 和肝功能指标，并根据情况定期随访。对 HBsAg 阴性、抗 -HBs 阴性的婴儿应加强乙肝疫苗接种。

【治疗要点】

1. 治疗指征　儿童作为特殊个体，在首次发现 GPT 水平升高后，建议观察 6 个月再考虑是否开始治疗，因为 GPT 水平升高可能是其他感染性疾病或自发性 HBeAg 血清转化所致，暂时并不需要抗病毒治疗。对处于免疫耐受期及非（低）活动期患儿，不推荐抗病毒治疗，可间隔 3 ~ 6 个月或 6 ~ 12 个月检测 1 次 GPT 水平，若 GPT 高出参考区间上限，则需增加 GPT、HBV-DNA 检测频率。对于合并人类免疫缺陷病毒（HIV）感染、HBsAg 及抗乙肝核心抗体（抗 -HBe）阳性并接受免疫抑制药治疗者、HBsAg 阳性并接受器官移植治疗者、肝硬化患儿、肝组织病理学检查提示显著炎症及纤维化患儿，无论 GPT 处于什么水平，均建议给予抗病毒治疗。有研究表明，给予 5 岁以下患儿积极的抗病毒治疗能取得更好的疗效，因此可考虑适当放宽抗病毒治疗适应证标准。

2. 抗病毒药治疗　急性乙型肝炎为自限性疾病，不需抗病毒治疗，故抗病毒治疗主要用于慢性乙型肝炎。目前应用最多的也是比较肯定的抗病毒药是普通 α- 干扰素（α-IFN）、恩替卡韦（ETV）、富马酸替诺福韦酯（TDF）及富马酸丙酚替诺福韦（TAF）。

针对儿童患者，我国 2019 年发布的《慢性乙型肝炎防治指南》建议，1 岁以上儿童可选用普通 α-IFN；2 岁以上儿童可选用 ETV 及 TDF，其中 TDF 要求患儿体重指数 $\geq$ 10kg/m^2；TAF 用于青少年（年龄 $\geq$ 12 岁），且体重指数 $\geq$ 35kg/m^2；聚乙二醇干扰素 α-2a（PEG-IFN-α-2a）可用于 $\geq$ 5 岁的儿童。

（1）α-IFN 治疗：α-IFN 可降低乙型肝炎的慢性化率，普通干扰素剂量为每次 300 万～ 600 万 U/m^2 体表面积；注射用 IFN-α$_{1b}$（赛若金）治疗儿童 HBV 疗效更好，推荐剂量为每次 30 ～ 60μg/m^2 体表面积，最大剂量不超过 1000 万 U/m^2 体表面积。强调个体化，每周 3 次或隔日 1 次，疗程为 24 ～ 48 周。PEG-IFN-α-2a 每次剂量为 180μg/1.73m^2 体表面积，疗程为 48 周。治疗时机包括：感染早期、GPT 升高。α-IFN 的不良反应：开始第 1 次用药后一般均会出现发热、流感样症状，轻度食欲缺乏可先从小剂量开始，等患儿逐渐适应后再用治疗剂量，以后还会出现轻度脱发、皮疹、GPT 升高、白细胞总数减少。治疗中出现的 GPT 升高应分析其原因并做适当的处理，原因包括：①治疗后出现的正常免疫应答，表现为 GPT $\leq$（5 ～ 10）倍标准值，不伴有血清胆红素上升，无消化道症状等临床反应，$\leq$ 5 倍可不处理，> 5 倍先停药做一般基础治疗后再给予 IFN 治疗；②异常免疫应答，表现为 GPT 呈持续高酶状态，可出现血清胆红素上升，出现严重的胃肠道反应及全身反应，出现其他肝功能损害，应立即停药，对症处理。另外，需注意的是乙型肝炎合并或干扰素引发的自身免疫病的问题，在治疗中若发现自身免疫病的临床症状，肝活组织检查显示病理改变呈进行性加重，血中查出自身抗体，应立即停药，加用糖皮质激素和硫唑嘌呤联合治疗，可取得较好疗效。

（2）ETV、TDF 及 TAF 的治疗：应用范围包括不适合 α-IFN 治疗者、与 α-IFN 联合应用、有免疫抑制的慢性乙型肝炎，伴甲状腺功能亢进症（甲亢）、自身免疫病及活动性、失代偿性肝硬化，谨慎用于慢性重型乙型肝炎。推荐剂量参照美国食品药品监督管理局（FDA）、WHO 推荐意见和相关要求说明。

【预后】

轻度慢性肝炎患者一般预后良好；重度慢性肝炎预后较差，约 80% 患者 5 年内发展成肝硬化，少部分发展成肝细胞癌。

【预防】

1. 主动免疫　接种乙肝疫苗（基因工程疫苗）是我国预防和控制阳性肝炎流行的最关键措施。乙肝疫苗的接种对象主要是新生儿，其次为婴幼儿等所有抗 -HBs 阴性的易感者。乙肝疫苗全程接种需要 3 针，按照 0、1、6 个月方案，即接种第 1 针疫苗后间隔 1 个月和 6 个月再接种第 2 针和第 3 针疫苗。新生儿接种乙肝疫苗要求在出生后 12h 内接种，越早越好。新生儿接种部位为上臂外侧三角肌或大腿前外侧中部肌内注射，儿童和成人为上臂三角肌中部肌内注射。一般在第 1 次注射后的第 1 个月抗 -HBs 阳转率为 30%，到完成全程免疫后阳转率约为 90%。现用的乙肝疫苗一般保护期为 5～8 年，以后需要复种，在复种前，最好查抗体的滴度，若仍较高可不必复种。患重症疾病的新生儿，如极低体重新生儿、严重出生缺陷、新生儿呼吸窘迫综合征等，应在生命体征平稳后，尽早接种第 1 针乙肝疫苗。对于未接种或未完成全程乙肝疫苗免疫的儿童，应及时进行补种。第 1 针与第 2 针间隔应 ≥ 28d，第 2 针与第 3 针间隔应 ≥ 60d。

未感染乙型肝炎病毒的妊娠期女性接种乙肝疫苗是安全的，除按常规程序接种乙肝疫苗外，也可按 0、1 和 2 个月加速程序来完成全程的乙肝疫苗接种。

目前乙肝疫苗有两种，一种为重组酵母乙肝疫苗，不论母亲是否为 HBsAg 阳性，新生儿均须接种每针次 $10\mu g$，成人接种剂量为每针次 $20\mu g$。另一种为重组中国仓鼠卵巢细胞乙肝疫苗，对于母亲为 HBsAg 阳性的新生儿，每针次接种 $20\mu g$；母亲为 HBsAg 阴性的新生儿，每针次接种 $10\mu g$；成人接种剂量为每针次 $20\mu g$。

2. 被动免疫　注射乙肝高效免疫球蛋白（HBIG）。对于有 HBsAg 阳性母亲的新生儿，除了要在出生后 12h 内接种 $10\mu g$ 重组酵母乙肝疫苗外，还要同时在不同部位注射 100U 乙肝高效免疫球蛋白，并在 1 个月和 6 个月分别接种第 2 针和第 3 针乙肝疫苗。建议在接种第 3 针乙肝疫苗后 1 ～ 2 个月时进行 HBsAg 和抗 -HBs 检测，若 HBsAg 和抗 -HBs 均阴性，可按照 0、1、6 个月方案程序再接种 3 针乙肝疫苗；若 HBsAg 阳性，为免疫失败，应定期监测。新生儿在出生后 12h 内接种乙肝疫苗和 HBIG 后，可接受 HBsAg 阳性母亲的母乳。

如皮肤或黏膜接触 HBsAg 阳性或 HBsAg 不详者的血液或体液，或者被污染的针头等尖锐物品刺伤，应在伤口周围轻轻挤压，排出伤口中的血液，再对伤口用生理盐水冲洗，然后用消毒液处理伤口，同时立即检测 HBV-DNA 和 HBsAg，3～6个月后复查。如接种过乙肝疫苗，且已知存在抗 -HBs，则无须处理；如未接种过乙肝疫苗，或者抗 -HBs 阴性或抗 -HBsAg 不可知者，应立即注射 HBIG 200～400U，同时在不同部位接种 1 针乙肝疫苗，于 1 个月和 6 个月后分别接种第 2 针和第 3 针乙肝疫苗。

（三）丙型病毒性肝炎（viral hepatitis type C）

【病原学及流行病学】

丙型肝炎病毒（hepatitis C virus，HCV）为 RNA 病毒，属于黄病毒科，HCV 基因组有一条约 9.5kb 的核苷酸，有一个大的开放编码区（ORF），能编码结构蛋白和非结构蛋白。结构蛋白含核心蛋白和包膜蛋白，非结构蛋白分为 NS_1、NS_2、NS_3、NS_4 和 NS_5 5 种。

流行病学史：近期一项针对儿童血清 HCV 抗体阳性率的系统回顾初步显示，全球 1～15 岁儿童中约有 HCV 感染者 1320 万（1150 万～2120 万）。恶性肿瘤、肾衰竭需要血液透析和外科手术的儿童中 HCV 感染率较高。目前，垂直传播是儿童 HCV 感染的主要途径。在高收入国家，通过药物注射水平传播已成为青少年感染 HCV 的一种急需关注的途径；在低收入国家，医源性传播及通过针刺、割礼等传统习俗传播是导致 HCV 高感染率的主要原因。

【发病机制】

1. 细胞介导的免疫损伤　慢性丙型肝炎患儿中，免疫损伤可能是肝细胞损伤的主要因素。

2. 慢性转化的机制　① HCV 准种的演变；② HCV 在血液中的水平低；③ HCV 蛋白对宿主抗病毒反应的抑制作用；④通过核苷酸序列演变和变异。

【诊断要点】

1. 临床表现

(1) 潜伏期：本病潜伏期为 2 ～ 26 周。输血后丙型肝炎的潜伏期为 30 ～ 83d。

(2) 临床表现：丙型肝炎的临床表现酷似乙型肝炎，但更轻，更容易转为慢性。急性丙型肝炎很少见，临床表现类似急性乙型肝炎，多发生在接受输血和血液制品而感染的患者。急性丙型肝炎可以在 1 ～ 3 个月好转，也可发展为慢性肝炎，1 年内慢性转化率为 65%。HCV 感染后，大多数表现为亚临床无黄疸型，不少患者仅表现为单项血清转氨酶反复升高，无肝炎症状和体征。HCV 感染也可引起重型肝炎及肝外损害，特别是自身免疫损伤。HBV 与 HCV 双重感染可增加肝癌发病的机会。

2. 实验室检查

(1) 酶联免疫吸附测定法（ELISA 法）：主要用于 HCV 感染者血清抗 -HCV 的检测。由于抗 -HCV-IgG 出现较晚，甚至 HCV 感染 1 年后才出现阳性，故可以检测抗 -HCV-IgM，目前认为抗 -HCV-IgM 较抗 -HCV-IgG 的检出率高，同时抗 -HCV-IgM 可以作为预后判断的指标。

(2) 反转录巢式（RT-nest）聚合酶链反应：特别有利于 HCV 的早期感染诊断。

3. 诊断依据 丙型肝炎的诊断依据包括流行病学资料、临床表现及病原学检测。病原学诊断主要依据 HCV-RNA 及抗 -HCV 检测。如果抗 -HCV 和 HCV-RNA 同时阳性，或者 HCV-RNA 连续 2 次阳性则更具有诊断意义。

【治疗要点】

1. 治疗指征

（1）成人慢性 HCV 感染治疗指征等基本原则也适用于儿童。

（2）建议所有慢性 HCV 感染儿童都要进行治疗，无论曾经是否接受过治疗。

（3）对于慢性 HCV 感染儿童，肝活组织检查获取肝组织进行病理学检查并非常规，但应逐个病例进行评估。

（4）对于存在明显纤维化和肝硬化、肝外表现及可能加速肝病进展风险的共患疾病（如实体器官或造血干细胞移植的受者、其他接受免疫抑制治疗的患者）的情况下，建议立即开始治疗。

（5）对于聚乙二醇干扰素（PEG-INF）联合利巴韦林（RBV）是唯一治疗选择的年龄组患儿，通常可以延迟治疗。

2. 药物选择　依据《丙型肝炎防治指南（2019版）》：①无干扰素方案是治疗青少年 HCV 感染的最佳选择（≥ 12 岁，体重指数 > 35kg/m^2），无论肝病分期如何及是否存在共患疾病。② 12 岁及以上或体重指数 > 35kg/m^2 的青少年，HCV 基因 1、4、5 和 6 型感染，初治 / 经治无肝硬化，或者初治代偿期肝硬化患者，给予索磷布韦 400mg/ 来迪帕韦 90mg 治疗 12 周，经治代偿期肝硬化患者治疗 24 周。HCV 基因 2 型，给予索磷布韦 400mg 联合利巴韦林治疗 12 周，HCV 基因 3 型，治疗 24 周。

【预防】

静脉输血和血液制品是传播 HCV 的主要途径。在 HCV 感染者家里避免共用牙刷、剃刀或其他个人卫生用品，但不用回避密切接触。推广使用一次性注射器及输液器具，加强对静脉输血用具、手术器械、内镜及透析器械的消毒管理，以减少交叉感染。加强垂直传播的预防工作，但目前尚无主动免疫。

（四）丁型病毒性肝炎（viral hepatitis type D）

【概述】

型肝炎病毒（hepatitis D virus，HDV）是一种单链环状负链 RNA 病毒，其病毒颗粒直径约为 36nm，由核心和外壳两部分组成，核心为 HDAg 和 HDV-RNA，其外壳为嗜肝病毒的表面抗原蛋白。HDAg 是目前已知的由 HDV 基因组编码的唯一蛋白质，对于病毒的复制、包装和致病性均有重要作用。HDV 只有一个血清型。HDV 感染可明显抑制 HBV-DNA 的复制，在 HDAg 表达的高峰时，HBV-DNA 常可转阴，以后随着 HDAg 阴转和抗 -HD 阳转，HBV-DNA 又可恢复到原来水平。

【发病机制】

HDV 进入宿主细胞的机制与 HBV 相似，即可能通过病毒包膜的前 S 蛋白与细胞膜上的受体相结合而感染，其致肝细胞损伤的确切机制尚不明确。

【诊断要点】

1. 临床表现　根据 HDV 与 HBV 感染的时间关系，有同时感染和重叠感染两种形式。

（1）同时感染：HDV 与 HBV 同时侵入体内。潜伏期为 4～20 周。临床表现与急性自限性乙型肝炎相似，血清 GPT 可呈两次升高（分别由两种病毒引起），其间隔为 2～5 周。预后良好，绝大多数于发病后 2～10 周恢复，HDV 感染随 HBV 感染终止而终止，仅 2% 发展为慢性。

（2）重叠感染：在慢性 HBV 感染的基础上发生 HDV 感染。潜伏期为 3～4 周。临床表现轻重悬殊，可表现为慢性 HBsAg 携带者的急性发作、慢性乙型肝炎的恶化或重型肝炎（尤其是慢性重型肝炎）。①急性丁型病毒性肝炎慢性 HBsAg 携带者的急性发作，临床表现类似一般的急性肝炎，但病情较重，病程迁延数月。②慢性 HDV 感染主要由重叠感染发展而来。HDV 感染能促使慢性乙型肝炎病毒感染恶化和发展，故易发生较重的慢性肝炎和肝硬化。③重型丁型肝炎与慢性乙型肝炎重叠感染后病情可进展为慢性重型肝炎。

2. 实验室检查

（1）HDAg：急性丁型病毒性肝炎患者 2 周内可在血清中检出，慢性丁型病毒性肝炎患者血清中因有高滴度的抗 -HD，HDAg 以免疫复合物形式存在。

（2）HDV-RNA：急性丁型病毒性肝炎患者第 2 周、慢性丁型病毒性肝炎患者血清中可检测到 HDV-RNA，是病毒复制的直接证据。

（3）抗 -HD：①抗 -HD-IgM 于急性感染后 2 ～ 3 周即可检出，可用于早期诊断。还可鉴别同时感染、重叠感染，同时感染为一过性升高，重叠感染为持续阳性。②抗 -HD-IgG 于急性感染后 3 ～ 6 周出现，滴度低；慢性感染则为持续高滴度。

3. 诊断依据　HDV、HBV 同时感染仅凭临床表现不能诊断，必须有 HDV 和 HBV 血清学标志物为依据。凡慢性无症状 HBsAg 携带者突发急性肝炎或重型肝炎，或慢性乙型肝炎患者病情突然恶化或迅速进展为肝硬化，均应考虑有 HDV 重叠感染的可能，应进一步做相关的实验室检查。

【治疗要点】

保肝为主，干扰素有一定疗效，可用于重叠感染和慢性感染。

【预后】

同时感染多数预后良好，但若发展为重型肝炎、肝硬化或肝细胞癌，则预后差；重叠感染预后较差。预防方面，重点是预防乙型肝炎，主要是推广应用乙肝疫苗；另外应严格筛选献血员、控制医源性感染，预防重叠感染。

（五）戊型病毒性肝炎（viral hepatitis type E）

【病原学及流行病学】

戊型肝炎病毒（hepatitis E virus，HEV）颗粒为单股正链 RNA 病毒，呈球形，无包膜。HEV 可能只有一个血清型。HEV 不稳定，对高盐、氯化铯、氯仿等敏感，在锰离子、镁离子存在下可保持其完整性，在碱性环境下稳定。

流行病学史：①传染源为患者及隐性感染者，在潜伏期末及发病初期的传染性较强，发病后 2 ～ 3 周即无传染性；②传播途径主要是粪 - 口传播，水源污染最重要；③人群易感性为人类普遍易感，感染后能产生一定的免疫力。

【发病机制】

HEV 经口感染，由肠道入侵肝，其所致肝损伤的机制尚不清楚，可能与 HEV 诱发的细胞免疫反应介导的肝细胞溶解有关。

【诊断要点】

1. 临床表现　潜伏期为 10 ～ 60d，平均为 40d。成人感染后多为临床型，儿童则多为亚临床型。多为急性起病，临床表现与甲型肝炎相似，但黄疸前期偏长、症状偏重、淤胆型肝炎发生偏多。病程为 4 ～ 6 周。重型肝炎发生率较甲型肝炎高。妊娠期患者病情严重，易发生肝衰竭，尤其是妊娠晚期，预后不良，病死率可高达

21%。HBsAg 携带者重叠感染 HEV 后病情也较重。

2. 实验室检查

（1）免疫功能正常的儿童发生转氨酶升高，伴有或不伴有肝外表现，如神经系统症状、急性胰腺炎、血小板减少、不明原因的溶血性贫血，应考虑检测 HEV 感染的证据。初次检测者可检测血清中的 HEV-IgM 和 HEV-IgG，如 HEV-IgM 和 HEV-IgG 为阴性，但仍怀疑有 HEV 感染时，推荐使用 PCR 来检测血清中的 HEV-RNA。

（2）免疫功能低下的儿童，包括接受实体器官和干细胞移植的儿童和其他接受免疫抑制药治疗的儿童，发生无明确病因的转氨酶升高时，应反复检测 HEV 感染的证据。HEV 慢性感染者需要与肝移植术后早期和晚期细胞排斥反应导致的器官功能障碍及新发的自身免疫性肝炎相鉴别。

3. 诊断依据　戊型病毒性肝炎的诊断必须对流行病学资料、临床表现及实验室检查进行综合分析，确诊的依据为特异性抗原、抗体检测。

【治疗要点】

1. 对于自限性 HEV 急性感染的健康儿童无须治疗。

2. 利巴韦林可用于那些同时患有病死率较高的慢性肝病的急性戊型肝炎的儿童。

3. 免疫力低下的儿童在 HEV 急性感染期间，应注意：①病情许可的情况下，应减少免疫抑制药的应用；②如不能减少应用免疫抑制药，或者 3 个月内不能清除 HEV，应使用利巴韦林 [15mg/（kg·d）] 治疗 3 个月，并密切监测贫血和肾功能指标；③在治疗期间应每个月通过 PCR 检测 HEV 来判断 HEV 的清除情况，直至停药 3 个月以后。如治疗 3 个月后，血清或粪便中仍可检测到 HEV，可能需要更长的疗程。

【预后】

本病为自限性疾病，一般预后良好，多数患儿 6 周内可恢复。预防的关键是切断粪 - 口传播途径，包括粪便消毒处理、保护水源、加强食品卫生和个人卫生。无被动免疫制剂。

七、人类免疫缺陷病毒

【病原学及流行病学】

艾滋病即获得性免疫缺陷综合征（AIDS），是由人类免疫缺陷病毒（HIV）感染所致的一种传播迅速、病死率极高的恶性病。HIV 属于 RNA 病毒，为反转录病毒。病毒外形呈球形，直径为 90 ～ 200nm，表面有 72 个图钉样凸起，由囊膜糖蛋白 gp120 和 gp41 组成，gp41 有协助病毒进入细胞内的作用。HIV 的基因组有 10 个基因。HIV 对理化因素的抵抗力不强，加热至 $56℃$，30min 可将其灭活；一般的消毒剂，经 10min 都可灭活 HIV；但此病毒对紫外线不太敏感。

流行病学史：①传染源是已受 HIV 感染，出现或未出现艾滋病临床表现的患者。对儿科而言，患有艾滋病或处于无症状 HIV 携带状态的妊娠期女性或哺乳期的母亲，是将 HIV 感染传播给胎儿、新生儿或婴儿的重要传染源。②传播途径为性传播、经注射途径传播、医源性传播及垂直传播。垂直传播可在妊娠期发生（宫内感染），也可在分娩过程中及在哺乳期发生。母亲将 HIV 感染传播给胎儿或婴儿的传播率与母亲感染 HIV 的严重程度相关，这种严重程度一般以 $CD4^+T$ 细胞计数来判断，计数越低，说明病情越重，感染程度越重，传播率也越高。

【发病机制】

HIV 进入人体后，其 g120 抗原与 CD4$^+$T 细胞及巨噬细胞表面相应的受体结合。此后经 g41 辅助，HIV 的囊膜与 CD4$^+$T 细胞膜融合，病毒的核心（包括其 RNA）进入细胞内，在反转录酶作用下反转录出与病毒 RNA 互补的双链 DNA。这些 DNA 进入细胞核，与细胞染色体 DNA 整合，形成病毒的环状 DNA，并处于潜伏状态。经过相当长的时间后，在某些细胞因子的作用下病毒被激活，由病毒 DNA 转录出 mRNA，不断复制，其结果使得大量 CD4$^+$T 细胞受到破坏，从而造成免疫缺陷。同时，未受感染的 CD4$^+$T 细胞可与受感染细胞释放的 gp120 结合，而细胞毒性 T 淋巴细胞可识别这些细胞并对其发挥细胞毒性作用而造成更多 CD4$^+$T 细胞的破坏。

由于 CD4$^+$T 细胞严重减少，细胞免疫功能严重受损乃至衰竭，对免疫反应的调控能力也严重受损，因此体液免疫功能亦出现异常，表现为高球蛋白血症和自身抗体的出现，而正常的保护性抗体反应则大大减低。因此这些患者极易发生细胞内寄生的机会性病原体（如结核分枝杆菌、卡氏肺孢菌、李斯特菌、巨细胞病毒等）的感染。

【诊断要点】

（一）临床表现

儿童 AIDS 常见的临床表现为生长发育迟缓或停滞、体重指数下降。此外由于 HIV 破坏免疫系统，导致各系统器官的机会性感染，主要有以下几方面的表现：①感染性疾病，最常见为肺部细菌感染，尤其对多糖荚膜细菌易感，表现为发热、反复慢性咳嗽，易反复发生肺孢子虫病、淋巴细胞间质性肺炎、肺结核；其他感染，如皮肤黏膜真菌感染、病毒（水痘 - 带状疱疹病毒、单纯疱疹病毒、巨细胞病毒）感染、原虫感染等。②神经系统疾病，以 HIV 直接引起的脑病为主，特征为神经系统退化，表现为精神和运动发育迟缓，如性情淡漠、认知、语言和社会适应能力的获得延迟或已获得能力呈进行性下降，以及痉挛性偏瘫或四肢瘫、脑病、脊髓病、周围神经炎等。③血液系统疾病，如贫血、粒细胞减少、血小板减少等，可出现乏力、皮疹、肝脾大等。④消化系统疾病，以口腔损害、反复口腔假丝酵母菌病最多见，其次为腮腺肿大、慢性肝脾大及营养不良。

（二）诊断依据

小儿诊断 HIV 感染和 AIDS 须结合流行病学史、临床表现和实验室检查等进行综合分析，慎重诊断小儿 HIV 感染。其主要由垂直传播途径，其次由输入的血液和血液制品被感染。HIV 抗体检测是诊断 HIV 感染和 AIDS 的主要依据之一。HIV 抗体的检查方法：①初筛试验，包括血清或尿的酶联免疫吸附试验、血快速试验；②确认试验，应用蛋白质印迹法或免疫荧光试验。小儿 HIV 感染包括无症状 HIV 感染和 AIDS 两期，无症状 HIV 感染期的患儿称为 HIV 感染患儿；AIDS 期的患儿称为 AIDS 患儿。

1. 小儿无症状 HIV 感染

（1）流行病学史：① HIV 感染母亲所生的婴儿；②输入未经抗 -HIV 抗体检测的血液或血液制品。

（2）临床表现：无任何症状、体征。

（3）实验室检查：> 18 个月的小儿，HIV 抗体阳性，经确认试验证实者；患儿血浆中 HIV-RNA（+）。

（4）确诊标准：①> 18 个月的小儿，具有相关流行病学史，实验室检查中任何一项阳性可确诊；②< 18

个月的小儿，具备相关流行病学史，两次不同时间的血浆样本 HIV-RNA （+）可确诊。

2. 小儿 AIDS

（1）流行病学史：同无症状 HIV 感染。

（2）临床表现：不明原因的持续性全身淋巴结肿大（直径＞1cm）、肝脾大、腮腺炎；不明原因的持续发热超过 1 个月；慢性反复发作性腹泻；生长发育迟缓；体重下降明显（3 个月下降＞基线 10%）；迁延难愈的间质性肺炎和口腔念珠菌病；常发生各种机会性感染等。与成人 AIDS 相比，小儿 AIDS 的特点为：① HIV 感染后，潜伏期短，起病较急，进展快；②偏离正常生长曲线的生长停滞是小儿 HIV 感染的一种特殊表现；③易发生反复的细菌感染，特别是对多糖荚膜细菌更易感染；④慢性腮腺炎肿大和淋巴细胞性间质性肺炎常见；⑤婴幼儿易发生脑病综合征，且发病早、进展快、预后差。

（3）实验室检查：HIV 抗体阳性并经确认试验证实，患儿血浆中 HIV-RNA （+）；外周血 $CD4^+T$ 细胞总数减少，$CD4^+T$ 细胞占淋巴细胞数百分比减少。

（4）确诊标准：患儿具有一项或多项临床表现，＞18 个月的患儿 HIV 抗体阳性（经确认试验证实）或 HIV-RNA （+）者；＜18 个月的患儿两次不同时间的样本 HIV-RNA （+）者均可确诊。有条件者应做 $CD4^+T$ 细胞计数和百分比检测。

【治疗要点】

（一）治疗原则

1. 做好 HIV 感染 /AIDS 初筛工作，实验室检查发现的 HIV 抗体阳性标本，应尽快送确认实验室确诊。在确诊之前不得通知患儿及其家长。

2. 实验室确认的阳性报告，应按传染病报告制度报告，且原则上只能通知患儿家长。确认报告属于个人隐私，不得泄露，在通知家长时要给予咨询。

3. 从事 AIDS 诊断、检验、治疗和护理的医务人员，不得将 HIV 感染 /AIDS 患儿及其家长的姓名、住址等个人情况公布或传播，防止社会歧视。

4. HIV 感染 /AIDS 患儿及其家长不应受歧视，他们享有公民依法享有的权利和社会福利。

5. 对 HIV 感染 /AIDS 孕妇，应规劝其终止妊娠，或者采取措施阻断垂直传播。

6. 对已出现症状或 $CD4^+T$ 细胞明显减少或血浆 HIV-RNA 载量高（HIV-RNA $>$ 30 000Copy/ml）的患儿应积极治疗。

7. 应向政府行政部门建议，包括① 各地卫生防疫机构应负责对本地 HIV 感染 /AIDS 患儿进行流行病学调查；② HIV 感染 /AIDS 患儿，主要在社区接受管理，并在当地指定医院接受治疗，社区要为他们营造一个良好的生活环境；③ HIV 感染 /AIDS 患儿不得捐助血液、器官、组织和细胞。

（二）治疗手段

现有治疗包括：抗 HIV 治疗；预防和治疗机会性感染；调节机体免疫功能；支持疗法和心理关怀；对症治疗，如退热、镇痛、保肝等。目前尚无特效根治该病的方法。抗 HIV 药物可使病毒减少，$CD4^+T$ 细胞增多，延缓 AIDS 发病，改善患儿的生活质量，并延长生命，是治疗的关键，但现有药物尚不能根除病毒。所有抗反转录病毒药物均可用于儿童病例。

1. 目前使用抗病毒药的指征　①具有 HIV 感染的临床症状。② $CD4^+T$ 细胞绝对数或百分率下降，达到中度或严重免疫抑制。③年龄在1岁以内的患儿，无论其有无临床表现，免疫学或病毒负荷状况如何。④年龄大于1岁的患儿，应严密监测其临床表现、免疫学和病毒负荷状况，一旦发现以下情况即开始治疗：HIV-RNA复制物数量高（血浆HIV-RNA > 30 000Copy/ml）或进行性增高；CD4$^+$T细胞计数或百分率很快下降，达到中度免疫学抑制；出现临床症状。

2. 目前我国的抗HIV药物　主要有四类：①核苷类反转录酶抑制药（nucleoside reverse transcriptase inhibitor，NRTI），如齐多夫定（AZT）、地丹诺辛（ddI）、扎西他宾（DDC）、拉米夫定（3TC）、司他夫定（d4T）等；②非核苷类反转录酶抑制药（non-nucleoside reverse transcriptase inhibitor，NNRTI），如依非韦伦（EFV）、奈韦拉平（NVP）、地拉韦定（DVD）、罗伟拉特（LVD）等；③蛋白抑制药（protein inhibitor，PI），如茚地那韦（IDV）、奈非那韦（NFV）、利托那韦（RTV）替拉那韦（TPV）等；④融合抑制药。

3. 儿童目前推荐的一线方案　① AZT或d4T+3TC+NVP/EFV，适用于 > 3岁或体重指数≥ 10kg/m^{2}且能够吞服胶囊的儿童；② AZT或d4T+3TC+NVP，适用于≤ 3岁或体重指数≤ 10kg/m^{2}或不能吞服胶囊的儿童。替代方案：AZT或d4T+3TC+LVP/RTV。

【预后与预防】

1. 普及艾滋病知识，减少育龄期女性感染HIV。

2. HIV感染/AIDS育龄期女性应避免妊娠；对于HIV感染/AIDS孕妇应规劝其终止妊娠。

3. HIV感染/AIDS孕妇及新生儿应联合服用以下抗HIV药物，以降低垂直传播。

（1）奈韦拉平片：对HIV阳性母亲给予处理，分娩开始时服 1 片（200mg）；新生儿出生后 24h 内（不得超过 72h）给予 2mg/kg，口服。

（2）齐多夫定：①长程方案为母亲（妊娠 14 ~ 34 周）给予 500mg/d 至分娩；新生儿给予 2mg/kg，4 次 / 日，连用 6 周。②短程方案为母亲分娩启动时给予 600mg，然后 300mg，每 3 小时 1 次，至分娩结束；新生儿出生后给予 4mg/kg，2 次 / 日，连用 7 日，口服。

4. 安全分娩。

5. 婴儿喂养建议终止母乳喂养，提供人工喂养咨询服务，避免混合喂养。

6. 密切随访。

（1）喂养咨询：指导母亲进行正确有效的人工喂养，避免和减少因不正确人工喂养导致的胃肠道疾病和其他疾病。

（2）症状监测：定期随访，监测 AIDS 的临床表现。

（3）核酸和抗体检测：根据孕妇家庭的经济能力，可选择核酸或抗体诊断。①核酸检测：可对婴儿做早期诊断，2 次不同时间的 HIV-RNA 样本阳性可诊断感染；2 次不同时间的 HIV-RNA 样本阴性可诊断未感染。②抗体检测：出生后 18 个月检测抗体阳性者（确认试验），诊断为 HIV 感染；如果小儿出现症状，而出生后 18 个月时抗体检测为阴性，须进一步做 HIV-RNA 确诊。

（陈　莹　吴　丹）

八、EB 病毒感染

【概述】

EB 病毒（Epstein-barr virus，EBV）是一种常见的传染性病原体，属于疱疹科的 DNA 病毒，又称 4 型人疱疹病毒。EBV 在人群中的感染非常普遍，原发感染多在婴幼儿及儿童时期，初次感染潜伏在体内，多数无明显临床表现，部分临床表现为典型的发热、淋巴结肿大及咽炎等。EBV 感染可能导致继发感染和呼吸、心血管、泌尿、胃肠道及神经系统的并发症，在自身免疫病、过敏症和肿瘤的发病机制中也起着重要作用。

EBV 的传播途径是唾液传播，也可经静脉输血传播。原发性 EBV 感染是指患者第一次感染 EBV，其在 6 岁以下幼儿大多表现为无症状感染或仅表现为上呼吸道感染等非特异性表现，但在青少年中约 50% 表现为传染性单核细胞增多症（IM）。原发感染后，EBV 在机体静息的记忆 B 细胞建立潜伏感染，只表达 EBV 核抗原（EBV nuclear antigen，EBNA）、潜伏膜蛋白（1atent membrane protein，LMP）和 EBV 编码的小RNA（EBV-encoded small RNAs，EBERs），受感染者将成为终身带病毒者。少数情况下，EBV 可感染 T 细胞或自然杀伤细胞（NK 细胞），导致持续感染，引起EBV 相关的淋巴组织增生症。EBV 再激活是指机体免疫功能受到抑制和某些因素触发下，潜伏的 EBV 发生病毒复制，引起病毒血症，外周血中能检测到高拷贝的病毒核酸。

【发病机制】

EBV 本身并不感染肝细胞、胆道上皮细胞和血管内皮细胞。现有的证据显示，EBV 感染所致的肝损伤不是 EBV 对肝细胞的直接损伤，而可能是 EBV 作为一种免疫启动因子而致的间接免疫损伤。EBV 感染的 $CD8^+T$ 细胞可能选择性地被肝捕获，肝库普弗细胞表达可溶性分子，包括 Fas 配体、IFN-γ 和肿瘤坏死因子（TNF-α）等从而导致肝免疫损伤。EBV 感染导致的急性和慢性肝损伤的组织病理研究显示，肝实质呈点状坏死伴胆汁淤积,以及肝小叶和门管区单核淋巴细胞浸润,浸润的淋巴细胞多为 CD8⁺CD45RO⁺ 细胞；EBERs 原位杂交检测显示,EBERs 阳性的细胞是 CD8⁺T 细胞,而非肝细胞。

【诊断要点】

（一）临床表现

临床上 1%～ 2% 的病毒性肝炎是由 EBV 引起,一般肝受累程度较轻,谷丙转氨酶（GPT）活性比谷草转氨酶（GOT）活性升高更明显,多在 100 ～ 200U/L,同时可有血清糖酵解酶,如乳酸脱氢酶（LDH）升高,以及 γ- 谷氨酰转肽酶和碱性磷酸酶（ALP）升高,在发病后 2 ～ 4 周酶活性最高。同时血中白细胞总数早期可正常或偏低,以后逐渐升高,甚至达 $(30 \sim 50) \times 10^9/L$,单核细胞数量可达到 60% 以上,其中异型淋巴细胞可达 10%～ 30%。大部分患儿多于 2 ～ 3 周后症状缓解,肝功能恢复。黄疸持续数周的患儿,恢复较慢,一般不引起慢性肝炎或肝硬化,个别病例可出现致命性大量肝细胞坏死,出现肝功能衰竭危及生命。导致儿童肝损伤的几种 EBV 感染性疾病主要有以下几种。

1. 传染性单核细胞增多症（IM）　IM 是由 EBV 原发感染所致,其典型临床"三联征"为发热、咽峡炎和颈部淋巴结肿大,可合并肝脾大,外周血异型淋巴细胞增高。IM 是良性自限性疾病,多数预后良好,少数可出现噬血细胞性淋巴组织细胞增生症（HLH）等严重并发症。IM 肝大的发生率为 10%～ 15%。文献报道,EBV 原发感染累及肝的发生率是 80%～ 90%,且多数呈现轻微自限的病程,也有发生肝衰竭死亡病例。EBV 致肝损伤的发生年龄多见于 7 岁以下儿童,可仅有血清谷丙转氨酶（GPT）和谷草转氨酶（GOT）升高,也可仅有血清 ALP 和 γ-谷氨酰转肽酶水平升高，或者两者兼备。有少数急性 EBV 原发感染所致肝损伤表现为血清结合胆红素升高和胆汁淤积性黄疸。有报道，5.6%～10.0%病例可出现临床可见的黄疸。黄疸病例中，血清胆红素在急性 EBV 感染早期升高，多在 1 周后恢复正常。IM 急性期患儿腹部 B 超提示胆囊壁增厚，恢复期常能恢复正常。

2. 慢性活动性 EB 病毒感染（CAEBV）　临床表现为机体 EBV 原发感染后，出现发热、肝功能异常、脾大和淋巴结病等 IM 样症状持续存在或退而复现，伴发多脏器损害，如间质性肺炎、视网膜炎等严重并发症。该病的发病机制为 EBV 感染的 T 细胞、NK 细胞或 B 细胞克隆性增生，可以是寡克隆、单克隆和多克隆性增生，伴有 EBV 持续活动性感染，但主要是顿挫性感染（abortive infection），表达有限的裂解感染抗原和潜伏感染抗原，以及较少病毒体（virion）的产生。根据克隆性增生的感染 EBV 的细胞类型，CAEBV 可分为 T 细胞型、NK 细胞型和 B 细胞型，其中 T 细胞型预后更差。CAEBV 预后较差，可并发淋巴瘤。80%的 CAEBV 患者实验室检查可伴肝功能障碍，GOT 与 GPT 多在 400～500 U/L 以下，肝活组织检查多呈慢性活动性肝炎表现，组织病理显示淋巴细胞浸润和脂肪变性，严重者可见肝纤维化。临床表现为慢性 EBV 肝炎的病例可能是 CAEBV 的肝的临床表现。

CAEBV 的诊断应同时满足下列 3 条标准。

（1）3 个月以上持续或反复发作的 IM 样类似症状和体征，如发热、持续性肝功能损害、多发性淋巴结病、肝脾大、全血细胞减少、视网膜炎、间质性肺炎、牛痘样水疱及蚊虫过敏等。

（2）下列之一的 EBV 感染及组织病理损害的证据：① 血清 EBV 抗体滴度异常升高，包括抗 -VCA-IgG ≥ 1 : 640 或抗 -EA-IgG ≥ 1 : 160，VCA/EA-IgA 阳性；② 在感染的组织或外周血中检测出 EBER-1 阳性细胞；③ 外周血 PBMC 中 EBV-DNA 水平高于 $10^{2.5}$ 拷贝 / 克 DNA；④ 受累组织中 EBV-EBNA 或 EBV-LMP 1 免疫组化染色阳性；⑤ Southern 杂交在组织或外周血中检测出 EBV-DNA。

（3）除外具有上述临床表现的目前已知的其他疾病。

3. 噬血细胞性淋巴组织细胞增生症(hemophagocytic lymphohistiocytosis，HLH)　是以发热、肝脾大、血细胞减低、高三酰甘油及低纤维蛋白原血症为特点的临床综合征，是一种严重威胁患儿生命的全身炎症反应综合征。HLH 分为两种类型：原发性（或遗传性）HLH 和继发性 HLH。EBV-HLH 是继发性 HLH 中最重要的类型，多见于我国、日本等亚洲人群，其发病机制为 EBV 感染的 CTL 细胞和 NK 细胞功能缺陷，变成大颗粒淋巴细胞（LGLs）并异常增生，产生高细胞因子血症及巨噬细胞活化，从而造成广泛的组织损伤。EBV-HLH 的主要临床表现有持续性发热，以高热为主，有肝脾大、淋巴结大、黄疸、肝功能异常、水肿、胸腔积液、腹水、血细胞计数减少、凝血功能异常及中枢神经系统症状，包括惊厥、昏迷及脑病的表现，严重者可出现颅内出血。NK 细胞淋巴瘤合并 EBV-HLH 时有对蚊虫过敏史，表现为被蚊子叮咬后持续数天的发热、皮肤红斑及随后的水疱和溃疡形成；鼻腔淋巴瘤则表现为鼻塞、眶下肿胀等。EBV-HLH 的预后较差，病死率超过 50%。

目前尚没有统一的 EBV-HLH 诊断标准，公认其诊断应包括 HLH 的诊断和 EBV 感染两个方面。

（1）符合 HLH 诊断标准：依据 HLH-2004 方案，下列 8 条中有 5 条符合即可诊断 HLH。①发热；②脾大；③外周血至少两系受累，血红蛋白＜ 90g/L，血小板＜ 100×10^9/L，中性粒细胞＜ 1.0×10^9/L；④高三酰甘油血症和（或）低纤维蛋白原血症；⑤骨髓、脾或淋巴结中有噬血现象；⑥ NK 细胞活力降低或缺乏；⑦血清铁蛋白≥ 500g/L；⑧可溶性 CD25（SIL-2R）≥ 2400U/ml。

（2）下列二者中有一条即为 EBV 感染的证据：①血清免疫学 EBV 抗体检测提示急性 EBV 原发感染或活动性感染；②分子生物学方法，包括 PCR、原位杂交和 Southern 杂交，从患者血清、骨髓、淋巴结等受累组织中检测到 EBV-DNA 阳性。另外，临床诊断 EBV-HLH 的患者，有条件者应进行原发性 HLH 的突变基因筛查，因为单从临床特征无法鉴别 EBV-HLH 和原发性 HLH。

（二）实验室检查

1. EBV 特异性抗体免疫学检测　血清中 EBV 特异性抗体检测的目的是判断患者是否感染 EBV 及感染的时相，即为 EBV 原发感染还是既往感染。在 EBV 原发感染过程中，机体首先产生针对衣壳抗原（capsid antigen，CA）的 IgG 和 IgM 抗体（抗 CA-IgG/IgM），抗早期抗原（early antigen，EA）抗体出现在急性感染的晚期，而抗核抗原（nuclear antigen，NA）抗体在恢复期晚期产生。抗 CA-IgG 和抗 NA-IgG 抗体可持续终身。由于机体感染 EBV 后的血清学反应复杂多样，有的病例抗 -EBV–CA-IgM 抗体产生延迟，有的持续缺失或长时间存在，因此，单纯依靠血清抗 -EBV-CA-IgM 抗体检测来诊断 EBV 相关性 IM 存在一些缺陷。抗体亲和力检测被引入到 EBV 感染的血清免疫学诊断，该方法可以弥补由于抗 -EBV-CA-IgM 抗体产生延迟或持续缺失而造成的漏诊，其发病机制是机体在受到病原体入侵时首先产生低亲和力的抗体，随着感染的继续和进展，抗体亲和力升高。因此，低亲和力抗体的检出提示原发性急性感染。抗 -EBV-NA-IgG 抗体阴性和抗 -EBV-CA-IgG 抗体为低亲和力抗体的联合应用在诊断 EBV 原发感染的敏感性和特异性为 100%。

2. EBV 核酸载量　　EBV 核酸载量检测可以帮助临床医师判断患者是否为活动性 EBV 感染和进行抗病毒疗效监测。EBV 核酸载量有助于鉴别 EBV 健康携带者的低水平病毒复制与 EBV 相关疾病患者高水平的 EBV 活动性感染，但无法区分患者是 EBV 原发感染还是既往 EBV 感染再激活。实时荧光定量 PCR 是目前最有价值的检测 EBV 核酸载量的方法。在 CAEBV、EBV-HLH 和 EBV 相关肿瘤患者的血清或血浆中常有高水平的 EBV-DNA 载量，而 EBV 健康携带者血清或血浆中检测不到 EBV-DNA，但其血液、淋巴细胞内可能存在低水平的 EBV-DNA 载量。研究显示，IM 患者外周血中 EBV 核酸载量在 2 周内达到峰值，随后很快下降，病程 22d 后，IM 患者血清中均检测不到 EBV 核酸。CAEBV 和 EBV-HLH 患者外周血单个核细胞（PBMC）和血浆 / 血清中均有较高的 EBV-DNA 载量，且血浆 /血清中 EBV-DNA 水平与病情严重程度和预后有关。

3. EBERs 原位杂交　　EBER1/EBER2（EBERs）是 EBV 编码的一种 RNA，该转录子并不翻译成蛋白质，其主要功能是抑制干扰素（IFN）介导的抗病毒效应和凋亡。EBV 潜伏感染的细胞中含有大量的 EBER1/EBER2（EBERs），每个 EBV 潜伏感染的细胞中含有大约 106 拷贝 EBERs。因此，EBERs 被认为是组织感染

EBV 的最好标志物。原位杂交检测肿瘤细胞中 EBERs 是诊断肿瘤是否与 EBV 相关的金标准。

【治疗要点】

（一）EBV–IM

急性期应注意休息，大多数 EBV 感染对症治疗可自然缓解，如肝功能损害明显应卧床休息，并按病毒性肝炎治疗。激素和抗病毒治疗尚存争议，特别是在严重肝炎病例，在疾病早期，可以考虑使用阿昔洛韦、伐昔洛韦等抗病毒药，此类药物通过抑制病毒多聚酶，终止 DNA 链的延伸，但抗病毒治疗并不能缩短病程和降低并发症的发生率。肝衰竭患儿预后差。对于有 EBV 与细小病毒 B19 混合感染的患儿，临床可出现肝脾大、胆红素升高、重型肝炎，骨髓中出现噬血细胞，激素治疗有效。

（二）CAEBV

抗病毒治疗无效。应用利妥昔单抗、免疫抑制治疗、细胞毒性药物化疗、自体 CTL 细胞回输或自体造血干细胞移植暂时有效，但大多数患者会再次复发，疾病进展。异基因造血干细胞移植是 CAEBV 最终的治愈方法。

（三）EBV–HLH

阿昔洛韦等抗 EBV 治疗无效。除常规的对症支持治疗外，主要采取化疗和骨髓移植治疗。最新的化疗方案是国际组织细胞协会在 HLH-94 方案基础上修订而成的 HLH-04 方案。该方案包括足叶乙苷、地塞米松和环孢素 A，分为初始治疗及巩固治疗两个阶段。初始治疗完全缓解，且可除外原发性 HLH，则停药观察；否则尽快行白细胞 HLA 配型，寻找相合骨髓源，暂时进入维持治疗，等待造血干细胞移植。对于家族性 HLH、慢性活动性 EBV 感染、EBV-HLH 及难治复发病例，需要尽快进行造血干细胞移植治疗。

（陈　莹　毛志芹）

第二节　细菌感染

一、尿路感染

【概述】

尿路感染（urinary tract infection，UTI）是儿科常见的感染性疾病。婴幼儿 UTI 常缺乏典型的尿路刺激症状，在新生儿病理性黄疸中 UTI 占 12%～16%，此类新生儿 26%～28% 合并先天性尿路畸形。反复 UTI 可能造成肾实质损害，故早期发现以黄疸为首发临床表现的 UTI 并给予合适的治疗及随访指导尤为重要。

【诊断要点】

（一）临床表现

婴幼儿 UTI 临床症状缺乏特异性，出生后 3 个月以下婴幼儿的临床症状可包括发热、呕吐、哭吵、嗜睡、喂养困难、发育落后、黄疸、血尿或脓尿等；出生后 3 个月以上小儿的临床症状可包括发热、食欲缺乏、腹痛、呕吐、腰酸、尿频、排尿困难、血尿、脓血尿、尿液浑浊等。

（二）实验室检查

1. 尿液分析

（1）尿常规检查：清洁中段尿离心沉渣中白细胞计数 ≥ 5 个 /HP，即可怀疑为 UTI。血尿也很常见，肾盂肾炎患儿还可出现中等蛋白尿、白细胞管型尿及晨尿的比重和渗透压减低。

（2）试纸条亚硝酸盐试验和尿白细胞酯酶检测：试

纸条亚硝酸盐试验对诊断 UTI 的特异度高（75.6%～100%）而敏感度较低（16.2%～88.1%），若采用晨尿进行检测可提高其阳性率。尿白细胞酯酶检测对诊断 UTI 的特异度和敏感度分别为 69.3%～97.8% 和 37.5%～100%。两者联合检测对诊断 UTI 的特异度和敏感度分别为 89.2%～100% 和 30.0%～89.2%。

2. 尿液培养细菌学检查 尿液培养及菌落计数是诊断 UTI 的主要依据，而尿液培养结果的诊断意义与恰当的尿液标本收集方法相关。尿液采集应尽可能在抗生素应用前完成，清洁中段尿检查准确性较好，强调检查前须清洁外阴。若高度怀疑上尿路感染或病情严重者，推荐导尿或经耻骨上膀胱穿刺留取尿液。通常认为清洁中段尿细菌培养菌落数 $> 10^5$/ml 可确诊，$10^4 \sim 10^5$/ml 为可疑，$< 10^4$/ml 系污染，结果分析应结合患儿性别、尿液收集方法、细菌种类及繁殖力综合评价其临床意义。对临床高度怀疑 UTI 而普通尿液培养阴性者，应做 L 型细菌和厌氧菌培养。

3. 影像学检查

（1）B 超：B 超检查主要是发现和诊断泌尿系统发育畸形。对于所有伴发热的 UTI 患儿，如治疗 24h 无改善均应行肾和膀胱的超声检查。

（2）核素肾静态扫描（^{99m}Tc-DMSA）：①诊断急性肾盂肾炎（APN）的金标准；②可发现肾瘢痕。

（3）排泄性膀胱尿路造影（MCU）：系确诊膀胱输尿管反流（VUR）的基本方法及分级的"金标准"。

【治疗要点】

（一）选用抗生素的原则

1. 对肾盂肾炎应选择血药浓度高的药物，对膀胱炎应选择尿药浓度高的药物。

2. 对肾功能损害小的药物。

3. 根据尿液培养及药敏试验结果，同时结合临床疗效选用抗生素。

4. 药物在肾组织、尿液、血液中都应有较高的浓度。

5. 选用的药物抗菌能力强，抗菌谱广，最好能用强效杀菌药，且不易使细菌产生耐药菌株。

6. 若没有药敏试验结果，对上尿路感染 / 急性肾盂肾炎推荐使用二代以上头孢菌素。

（二）上尿路感染 / 急性肾盂肾炎的治疗

疗程为 7 ～ 14d。

1. 出生后 ≤ 3 个月的婴儿全程静脉滴注敏感抗生素治疗 10 ～ 14d。

2. 出生后 > 3 个月的婴儿若患儿有中毒、脱水等症状或不能耐受口服抗生素治疗，可先静脉滴注敏感抗生素治疗 2 ～ 4d 后改用口服敏感抗生素治疗，总疗程为 10 ～ 14d。

3. 在抗生素治疗 48h 后需评估治疗效果，包括临床症状、尿液检查指标等。若抗生素治疗 48h 后未能达到预期的治疗效果，需重新留取尿液进行尿液培养细菌学检查。

4. 如影像学相关检查尚未完成，在足量抗生素治疗疗程结束后仍需继续给予小剂量（1/4 ～ 1/3 治疗量）的抗生素口服治疗，直至影像学检查显示无 VUR 等尿路畸形。

（三）下尿路感染 / 膀胱炎的治疗

1. 口服抗生素治疗 7 ～ 14d。

2. 口服抗生素治疗 2 ～ 4d。

3. 在抗生素治疗 48h 后需评估治疗效果，包括临床症状、尿液检查指标等。若抗生素治疗 48h 后未能达到预期的治疗效果，需重新留取尿液进行尿液培养细菌学检查。

（四）对于具有扩张型 VUR 的女童和 UTI 复发高危患儿及发生获得性肾损害高危患儿可考虑预防性应用抗生素治疗

以下药物可用于预防用药，包括呋喃妥因 [1mg/（kg·d），出生后 3 个月以内不推荐]、甲氧苄啶 [1mg/（kg·d），6 周岁以下不推荐]、甲氧苄啶与磺胺甲噁唑 [其中甲氧苄啶 1 ~ 2mg/（kg·d），磺胺甲噁唑 10 ~ 15mg/（kg·d）]、头孢克洛 [10mg/（kg·d），无年龄限制] 和头孢克肟 [2mg/（kg·d），早产儿和新生儿不推荐] 等。上述药物中首选呋喃妥因、甲氧苄啶和甲氧苄啶与磺胺甲噁唑，也可选用头孢菌素。在具有产超广谱 β- 内酰胺酶（ESBL）细菌感染高发的地区，应慎重考虑应用头孢菌素。

（陈　莹　王秀丽）

二、梅毒

【概述】

梅毒的病原体为梅毒螺旋体（TP），亦称苍白密螺旋体。近年来随着成人梅毒感染率的升高，婴儿梅毒感染率亦随之上升。根据梅毒发生时间的早晚，婴儿梅毒可分为两种类型，一类是先天性梅毒，亦称胎传梅毒，有报道称随着妊娠合并梅毒者的线性增长，胎传梅毒的发病率亦显著增高。胎传梅毒的感染途径有两种：①梅毒螺旋体通过胎盘进入胎儿体内；② I 期梅毒孕妇分娩时直接通过产道感染胎儿。梅毒螺旋体可在妊娠的任何阶段通过胎盘及脐静脉传染胎儿，多发生于妊娠 4 个月以后，在患儿 2 岁内出现症状的称为早期胎传梅毒，2

岁以后出现症状的称为晚期胎传梅毒。第二类婴儿梅毒包括出生后1个月至1岁以内的获得性梅毒，其主要通过与梅毒患者接触被感染。

【发病机制】

人类对梅毒螺旋体无先天或自然免疫，感染梅毒螺旋体后，机体逐渐产生免疫力。梅毒的免疫为传染性免疫，即当机体有梅毒螺旋体感染时才产生免疫力，至Ⅱ期梅毒时，机体免疫力达到高峰，以后逐渐减退。婴儿梅毒感染早期，人体缺乏非特异性免疫反应，吞噬细胞不能充分地将梅毒螺旋体吞噬，补体和溶菌酶等体液因子也不能将其杀灭，因此淋巴结中的梅毒螺旋体经淋巴管进入血液循环，形成梅毒螺旋体血症，并向全身播散，侵犯各个组织器官引起早期梅毒症状，主要表现为皮肤的斑疹或斑丘疹、骨膜炎、骨骺炎及神经梅毒（如脑膜炎、脑积水、视神经萎缩等）。梅毒螺旋体通过引起肝的广泛炎症，可使其排泄功能障碍致胆汁淤积，出现结合胆红素升高，造成婴儿胆汁淤积症。另外，新生儿梅毒感染可表现为新生儿肝炎，出现结合胆红素及未结合胆红素均升高。

【诊断要点】

（一）临床表现

婴儿梅毒感染造成肝排泄功能障碍而致胆汁淤积，可表现为婴儿胆汁淤积症。在整个婴儿期，包括新生儿期，患儿可表现为黄疸，粪便颜色浅黄或白色，少数可伴脂肪泻，伴或不伴有肝大或质地异常，另外还可因高胆汁酸血症出现皮肤瘙痒、营养不良等表现。

梅毒感染所致婴儿胆汁淤积症的表现多样，其独特临床表现主要是四肢多见的特异性细小铜红色斑丘疹，影像学检查显示四肢长骨的骨髓炎、干骺端软骨炎、骨膜炎，新生儿期梅毒患儿的肝损伤多以结合胆红素及未结合胆红素同时升高为主，对常规抗感染、利胆治疗，其症状缓解不明显。临床上有梅毒接触史的胆汁淤积症患儿，需排除梅毒感染。

（二）实验室检查

1. 肝功能检查　①肝细胞损伤：可表现为血清谷丙转氨酶（GPT）和谷草转氨酶（GOT）升高，血清GOT/GPT比值异常。②胆汁淤积：主要反映在总胆红素、结合胆红素及未结合胆红素值的升高及比例异常，另外，胆汁淤积可伴有碱性磷酸酶（ALP）和 γ - 谷氨酰转肽酶（γ-GT）的升高。③合成功能：肝合成除凝血因子Ⅷ外,肝病时最易致维生素K依赖性凝血因子Ⅱ、Ⅶ、Ⅸ、Ⅹ缺乏。严重时，凝血因子和纤维蛋白原合成减少，APTT延长。白蛋白、胆固醇及胆碱酯酶的降低亦可代表肝合成功能障碍。④解毒功能：主要表现为血氨的升高。

2. 梅毒相关检查

（1）TP病原学检测：暗视野显微镜检查找到梅毒螺旋体有病原学诊断价值，但灵敏度较低。

（2）TP抗体检测：①初筛试验，包括性病研究实验室玻片试验（VDRL）、不加热血清反应素试验（USR）、甲苯胺红不加热反应素试验（TRUST）和快速血浆反应素环状卡片试验（RPR）；②确认试验，主要包括荧光密螺旋体吸收试验（FrA-ABS）、梅毒螺旋体血细胞凝集试验（TPHA）、梅毒螺旋体明胶凝集试验（TPPA）等。TPPA等方法主要是检测血清中的TP-IgG，通常需要感染TP后3～4周（新生儿4～12周）才能检出，不利于早期诊断。

（3）TP-IgM检测：对于初筛试验和主要检测IgG抗体的确认试验均为阴性的患儿，检测其TP-IgM水平成为诊断先天性梅毒的可靠且最可行的血清学诊断方法。

（4）TP-DNA 检测。

3. 其他检查

（1）脑脊液检查：对梅毒婴儿应常规进行腰穿。

（2）X 线检查：X 线胸片显示肺部炎性浸润影。骨骼显像主要为骨膜炎、骨髓炎、骨质破坏及日后变为锯齿状改变。

（三）诊断依据

婴儿梅毒包括了先天性梅毒和获得性梅毒。目前，先天性梅毒的诊断标准主要参照中国疾病预防控制中心性病控制中心于 2012 年 9 月达成的先天性梅毒的诊断标准专家共识Ⅲ。该标准从对病变组织进行显微镜检查是否发现梅毒螺旋体、血清梅毒螺旋体 IgM 抗体结果、婴儿非梅毒螺旋体抗原血清试验滴度与母亲滴度的关系、梅毒螺旋体抗原血清学试验结果及随访结果 5 个方面规范了先天性梅毒的诊断，满足 5 项中的 1 项即可诊断为先天性梅毒。婴儿获得性梅毒的诊断，除了依据临床症状、血清学检测及治疗反应外，更重要的是必须询问有无梅毒患者接触史。

【治疗要点】

1. 治疗原则：早期诊断，早期治疗，疗程规则，足量用药。

2. 我国目前推荐的先天性梅毒治疗方案：早期先天性梅毒（小于 2 岁）：①脑脊液检查正常者推荐使用苄星青霉素 G 5 万 U/kg，分两侧臀部肌内注射，每日 1 次。②脑脊液检查异常者推荐使用普鲁卡因青霉素 G 5 万 U/（kg·d），肌内注射，每日 1 次，疗程为 10～14d；或者水剂青霉素 G 10 万～15 万 U/（kg·d），出生后

1周内的早期新生儿，每次5万U/kg，每次间隔12h静脉注射；出生后1周以上的婴儿每次间隔8h静脉注射，疗程为10～14d。针对无条件检查脑脊液者，可按脑脊液异常者给予治疗。针对青霉素过敏者，但既往无头孢类抗生素过敏史的婴儿，可给予头孢曲松每次250mg，每日1次，肌内注射，疗程为10～14d，治疗期间严格观察患儿有无过敏反应。因青霉素应用后，可导致梅毒螺旋体的溶解，释放异型蛋白和内毒素，引起赫氏反应，可表现为发热、感冒样症状及乏力等。故主张青霉素的剂量不宜过大，使用青霉素前，应使用泼尼松治疗避免赫氏反应的发生。因四环素对婴儿牙及骨骼有损害，故8岁以下小儿禁用。

3. 胆汁淤积的治疗请参考胆汁淤积相关章节。

【预后及预防】

早期先天性梅毒经过早期、系统、足量青霉素及联合利胆治疗后，多预后良好。预防先天性梅毒最简单有效的措施是孕前、产前筛查诊断，对妊娠期女性进行产前常规梅毒检查，并对确诊患者进行规范治疗，同时告知其性伴侣，使其得到一并治疗，从而减少传染源及切断传播途径，有利于控制先天性梅毒的发生。梅毒孕妇分娩出的婴儿应在出生后1、2、3、6和12个月随访。预防后天获得性梅毒的主要措施是避免婴儿与梅毒患者的密切接触，切断传播途径。

三、抗结核分枝杆菌药物性肝损伤

【概述】

结核分枝杆菌（mycobacterium tuberculosis），简称结核杆菌，是人类结核病的病原体。形态为细长、直或稍弯曲、两端圆钝的杆菌。据WHO报告显示，2014

年全球约有 960 万新发结核病患者，其中 100 万左右患者为儿童。依据 2016 年《国家结核病规划指南 - 儿童结核病管理》，儿童结核病的诊断方法：①详细询问疾病史，包括与活动性结核病患者的密切接触史和疑似症状等；②临床检查，包括生长评估等；③结核菌素皮肤试验（PPD）；④条件允许下行 X 线胸片检查；⑤尽可能获得病原学确诊的证据；⑥辅助检查，提示可能存在肺结核或肺外结核病；⑦ HIV 检测。

吡嗪酰胺、利福平、异烟肼短疗程抗结核化疗是世界卫生组织（WHO）推荐临床治疗结核病的一线方案，但利福平和异烟肼的肝毒性较强，治疗过程中可能会引起患者肝功能异常。

【发病机制】

抗结核药引起药物性肝损伤的主要机制如下：①直接损伤肝细胞，药物或其代谢物引起脂质过氧化直接损伤肝细胞；②变态反应损伤肝细胞，药物诱发免疫反应导致的肝损伤，如利福平引起的抗原抗体反应可损伤肝细胞，同时还会抑制胆汁排泄，导致黄疸发生。研究表明，成人结核病者抗结核物诱发肝损伤的危险因素主要有年龄、性别、是否有肝炎病毒、人类免疫缺陷病毒感染、联合用药、营养不良、嗜酒等。研究发现，儿童抗结核药所致肝损伤的发病率与年龄成反比，3 岁以下儿童更易出现肝功能异常，与联合用药有关，而与性别、体重、结核类型无关；营养不良是抗结核药导致肝损伤的高危因素之一。

【诊断要点】

1. 对于肝损伤的诊断，药物再激发是最强的诊断方法，但在某些情况下，它会危及患者生命，目前只在某些必须应用药物或有严格管理的肝损伤药物使用中应用。

2. 有明确用药史及与该药物相符的潜伏期，所用药物有相关的肝损伤报道。临床常见乏力、食欲缺乏、厌油、恶心、呕吐、腹胀和腹泻，其次为黄疸、肝区不适或疼痛等。发病初期可伴有发热及皮疹、瘙痒等过敏现象，尿色深、陶土色粪便是病情恶化的表现，凝血异常、低蛋白血症、低血糖表示已危及生命。

3. 肝功能检测异常，主要包括 GPT、TBil、DB、γ-GT、ALP。

4. 需排除病毒性肝炎、自身免疫性肝病和酒精性肝炎。

5. 停药后症状显著改善，肝功能明显恢复。

6. 外周血嗜酸性粒细胞增多（＞6%），假性单核细胞增多。

7. 药物敏感试验（+）或药物激发试验（+）。

8. 肝活体组织检查示肝小叶内肝细胞肿胀、气球样变及肝细胞、毛细胆管胆汁淤积，以及肝小叶内点灶状坏死、门管区混合性炎症细胞浸润，可见嗜酸性粒细胞浸润。

【治疗要点】

抗结核药引起的药物性肝损伤，停用抗结核药的指征如下。

1. 无症状患者的转氨酶大于正常值的 5 倍。

2. 血清谷丙转氨酶（GPT）和谷草转氨酶（GOT）大于正常范围，同时伴有肝炎症状。

3. 血清胆红素大于正常范围，如果出现肝损伤的任何迹象（如黄疸、全身乏力、恶心和呕吐），均应检查肝功能，必要时中断治疗，待肝功能恢复后再逐一恢复抗结核药。对于无条件进行实验室检查，需靠临床症状判断者，则需在黄疸消退 2 周后恢复抗结核药治疗。

目前预防药物性肝损伤最常使用的方法是加用保肝药。目前已证明，在抗结核药导致的肝损伤中，*N-* 乙酰半胱氨酸、水飞蓟素有很好的保肝效果。

（陈　莹）

第三节　寄生虫——弓形虫感染

【概述】

弓形虫病是由刚地弓形虫引起的一种人畜共患的寄生虫病。人可以通过先天性和获得性两种途径感染。人群普遍易感，多为隐性感染，但由于患者年龄、弓形虫寄生部位及机体反应性的不同，临床表现复杂，易造成误诊。孕妇感染后，可通过胎盘传染给胎儿，影响胎儿发育，导致胎儿畸形。弓形虫具有双宿主生活周期，中间宿主包括爬虫类、鱼类、昆虫类、鸟类、哺乳类动物和人，终宿主为猫科动物。在中间宿主体内为肠外或组织内循环，属无性生殖；在终宿主体内为肠上皮细胞内循环，包括无性和有性生殖两个阶段。弓形虫的生活史包括 5 个发育期：滋养体（速殖子及慢殖子）、包囊、裂殖体、配子体及卵囊（囊合子）。不同发育期的弓形虫的抵抗力明显不同，滋养体与临床表现有关，是主要的致病期。

【发病机制】

弓形虫滋养体分泌穿透增强因子，使宿主细胞壁发生变化，从而进入细胞内，宿主对之产生一定的免疫力，可消灭部分虫体，未被消灭的虫体常潜存于脑部、眼部，形成包囊。当宿主免疫力降低时，包囊破裂，释逸出慢殖子，进入另一些细胞进行裂殖，形成新的播散。宿主感染弓形虫后 T 淋巴细胞、B 淋巴细胞功能均受抑制，

T 细胞亚群变化明显，$CD4^+/CD8^+$ 淋巴细胞倒置，其正向转化过程与临床恢复过程相一致。自然杀伤细胞（NK 细胞）活性先增加后抑制，但并无明显免疫保护作用。研究发现，仅 γ 干扰素（IFN-γ）、白细胞介素 -1（IL-1）、白细胞介素 -2（IL-2）、肿瘤坏死因子 α（TNF-α）有保护宿主，抗弓形虫作用，而白细胞介素 -6（IL-6）可使宿主对弓形虫的免疫应答受损，白细胞介素 -10（IL-10）使活化的巨噬细胞杀伤弓形虫的能力消失。弓形虫可使协同刺激分子 B7 的表达减弱。检测白细胞介素 -4（IL-4）表达水平对区别不同感染阶段有参考价值。弓形虫主要通过消化系统侵入宿主造成弓形虫血症，播散到全身器官和组织，在细胞内迅速裂殖，引起坏死性病变与迟发型超敏反应，形成肉芽肿性炎，多沿小血管壁发展，引起栓塞性病变，但在入侵主要部位的肠道一般不引起炎症。最常见病变为非特异性淋巴结炎、肝间质性炎症或肝细胞损害、急性心肌炎、间质性肺炎、中枢神经系统（CNS）感染，早期可见脑部散在多发性皮质的梗死性坏死及血管周围炎症，小胶质细胞增生可形成结节、血栓形成及室管膜溃疡，后期导致水管阻塞，形成脑积水。

【诊断要点】

根据母亲妊娠期弓形虫感染、临床表现、患儿的基础疾病史、病原学和免疫学检查等可以确诊。

（一）病原学诊断

病原学检查：各种体液浓集涂片或淋巴结穿刺，以及其他病理组织材料，经吉姆萨染色于油浸物镜下检查，可见弓形虫滋养体或假囊，且可见于细胞核内。体液或病理组织匀浆接种于小鼠腹腔、盲肠，或者组织培养也可能分离出弓形虫。近年来 PCR 及 DNA 探针技术亦用于本病的检测。

（二）免疫学检查

是检查弓形虫病的主要手段，但对试剂质控及检测结果的评价，尚有待统一。目前常用的技术有直接凝集试验、间接血凝试验（IHA）、间接荧光抗体试验、ELISA、补体结合试验等方法。

（三）免疫功能正常患儿获得性急性感染的诊断

无论有无症状，常通过血清学检查来确诊。在单份血清标本中，通过弓形虫特异性血清 IgM、IgA 或 IgE 抗体的出现提示诊断。急性期后间隔 3 周的双份血清中，IgG 效价 4 倍升高可以确诊。淋巴结活检中证实有典型组织病理学表现提示急性获得性弓形虫病的诊断。

（四）免疫功能低下患儿活动性感染的诊断

弓形虫特异性 IgG 血清抗体，在免疫功能低下的患儿中测得任何效价均提示有活动性感染的危险。应通过组织学、细胞学及分子生物学等方法检测病原体以证实。

（五）先天性感染的诊断

妊娠期间免疫功能正常的孕妇初次急性感染或免疫功能低下的母亲有急性感染或慢性感染再活化时，应怀疑宫内感染。在这种情况下，若超声检查发现胎儿异常，如宫内发育迟缓、胎儿脑积水、颅内钙化或腹水，应考虑疑似诊断。妊娠 18 周后可通过羊膜穿刺或经皮穿刺取脐血标本，用以分离弓形虫或证实其核酸存在可确诊。经皮穿刺取脐血加羊膜穿刺术的敏感度为 95%，特异度为 100%，但引起流产的危险性较单做羊膜穿刺术更大。

【治疗要点】

先天性感染、获得性感染有症状者均需治疗。目前认为疗效较理想的药物有以下几种。

（一）螺旋霉素

该药集中于胎盘，适合于孕妇治疗，用于减少急性感染的母亲传播至胎儿，但对治疗宫内胎儿的弓形虫感染无效。在急性感染和弓形虫脑炎的治疗中，螺旋霉素不如乙胺嘧啶和磺胺嘧啶有效，剂量为 2～4g/d，分 4 次口服，3 周为 1 个疗程；儿童剂量为 50～100 mg/（kg·d），分 4 次口服，疗程同上。

（二）磺胺嘧啶和乙胺嘧啶联用

磺胺嘧啶和乙胺嘧啶联用可用于弓形虫病急性期的治疗。①磺胺嘧啶：成人第 1 天剂量为 75～100mg/kg（不超过 6.0g），分 4 次口服，次日起剂量为 75mg/（kg·d）。（不超过 4.0g）；小儿剂量为 50～75mg/（kg·d）。服本药同时应服等量的碳酸氢钠、多饮水，防止引起肾功能损害。②乙胺嘧啶：剂量为 1mg/（kg·d）（不超过 25mg），分 2 次口服，经 2～4d 将剂量减半。两药联用疗程为 2～4 周，用药时给予叶酸 5mg 口服，每日 3 次，或用甲酸四氢叶酸钙 5mg 肌内注射，每 3 天 1 次。治疗过程中应检查血常规，孕妇慎用。

（三）复方磺胺甲噁唑

成人和 12 岁以上儿童，每次 2 片（每片含复方磺胺甲噁唑 400mg、甲氧苄啶 80mg），6～12 岁儿童每次 0.5～1.0 片，2～5 岁每次 0.25～0.5 片，2 岁以下每次 0.25 片，每日 2 次口服，疗程为 1 个月。对先天性弓形虫感染疗效理想。

（四）阿奇霉素

国内外用阿奇霉素治疗先天性弓形虫感染，疗效较好，推荐剂量为 10mg/（kg·d），用法是服用 6d，停 8d，服 2 个月，间隔 1 个月，应用 2～8 个疗程，平均 5 个疗程。

【预后】

取决于宿主受累的器官及免疫状态。先天性弓形虫病如未经有效治疗，约 50% 患儿出生时即有症状（或出生后陆续发病），病死率高，存活者多留有后遗症，如神经和智力方面的障碍及严重的视觉病变。免疫功能正常的获得性弓形虫病若早期诊断和彻底治疗，预后良好。免疫缺陷或艾滋病患者，常引起全身播散性感染，预后欠佳。

（陈　莹）

第5章

遗传和代谢性疾病

第一节　Citrin 缺陷病

【概述】

Citrin 缺陷病在婴儿期表现为肝内胆汁淤积症和黄疸，称为新生儿肝内胆汁淤积症（neonatal intrahepatic cholestasis caused by citrin deficiency，NICCD）；在成人期表现为高氨血症、突发的意识障碍、精神错乱等神经系统症状，称为成年发作的瓜氨酸血症 II 型（adult-onset type II citrullinemia，CTLN2）。

【病因及发病机制】

Citrin 缺陷病是一种因 *SLC25A13* 基因（位于染色体 7q21.3）表达异常导致的 Citrin（柠檬素）合成异常，进而造成一系列生化代谢紊乱，导致出现临床症状和体征的常染色体隐性遗传病。迄今为止，Citrin 缺乏所致 NICCD 及 CTLN2 的发病机制尚未完全清楚，目前公认的是还原型烟酰胺腺嘌呤二核苷酸（NADH）堆积对发病起重要作用。Citrin 主要功能是将线粒体内的天冬氨酸转运至胞质，参与尿素循环，并提供核酸、蛋白质合成的材料；将胞质内的谷氨酸转运至线粒体，该过程与苹果酸穿梭相偶联；同时调节细胞质内的 NADH 比例，维持胞质中氧化 / 还原状态的稳定性。Citrin 缺乏时，上述尿素循环通路受阻，蛋白质与核苷酸合成受抑制，导致高氨血症、瓜氨酸大量蓄积、低蛋白血症等；同时苹果酸穿梭受累，使 NADH 大量堆积，激活枸橼酸 - 苹果酸穿梭系统，促进脂肪酸和脂肪合成，造成脂肪肝、高脂血症、高游离脂肪酸；并抑制糖酵解，阻碍乙醇在体内的代谢。NADH 大量堆积可抑制乳酸等还原物质的糖异生过程，导致三磷酸腺苷（ATP）合成不足、低血糖、高乳酸血症等；同时可抑制半乳糖代谢酶的活性，使半乳糖在体内大量堆积，导致 NICCD 患儿的半乳糖血症，甚至白内障。部分半乳糖代偿性从旁路代谢，产生半乳糖醇及半乳糖酸，半乳糖醇沉积于肝，引起肝功能障碍，同时大量半乳糖、半乳糖醇、半乳糖酸通过肾排出体外。因此，尿气相色谱分析检测到半乳糖、半乳糖醇、半乳糖酸明显升高。

【诊断要点】

（一）NICCD

临床诊断主要依据临床表现、实验室检查，基因分析为确诊方法。

1. **临床表现** 新生儿或婴儿期起病，有肝大、黄疸等婴儿肝炎综合征的表现，部分患儿可有凝血功能障碍、低血糖、白内障等半乳糖血症表现，部分患儿在早期就诊时出现"满月脸"的面容特征。

2. **实验室检查**

（1）血生化检查：可发现胆红素（结合胆红素为主）、胆汁酸、酶学指标（如 GGT、ALP、GOT、GPT 等）等升高，而白蛋白 / 总蛋白降低，同时有不同程度的高血氨、高乳酸血症，往往伴甲胎蛋白明显增高。

（2）血氨基酸分析：瓜氨酸、苏氨酸、蛋氨酸、酪氨酸和精氨酸升高；尿有机酸分析可有半乳糖、半乳糖醇和半乳糖酸等半乳糖血症标志物的升高。

（3）组织病理学：由于 NICCD 患儿多伴有肝损伤相关临床表现，肝活体组织检查有助于鉴别诊断。本病患儿的肝组织病理学改变多为大泡和微泡混合型肝细胞内脂肪沉积、坏死性炎症病变、胆汁淤积、胆栓形成和肝纤维化等并存，形成特征性四联图像，可作为诊断依据及与其他肝病进行鉴别。此外，炎症反应和肝纤维化进展可对本病预后进行预测。

（4）基因诊断：对于临床上高度怀疑 NICCD 的患儿应进行 *SLC25A13* 基因分析。

（二）CTLN2

1. 临床表现　为较大儿童或成人（10～80岁）发病，主要为反复发作的高氨血症和相关神经精神症状。

2. 实验室检查　瓜氨酸、精氨酸升高，以及苏氨酸/丝氨酸比值上升和游离支链氨基酸与芳香族氨基酸比值（Fischer 比）低下等特征性血浆氨基酸变化，血液中胰腺分泌型胰蛋白酶抑制物水平上升，肝特异性精氨酸代琥珀酸合成酶活性低下。

【治疗要点】

NICCD 和 CTLN2 治疗均以饮食控制为基础。NICCD 患儿可换为无乳糖和强化中链脂肪酸的配方奶（如蔼儿舒），并补充脂溶性维生素。口服精氨酸和提高饮食中蛋白质摄入，同时降低糖类饮食摄入，可以降低 CTLN2 患儿的血氨水平，同时改善高三酰甘油血症，但 CTLN2 患儿最有效的治疗方法仍是肝移植。

（一）营养治疗

1. 限制乳糖或半乳糖摄入　停止母乳及普通配方奶粉喂养等，限制乳糖及半乳糖的摄入可避免肝细胞中 NADH/NAD+ 比值进一步增加而导致的肝细胞能量缺乏。

2.含中链三酰甘油（medium-chain triglycerides，MCT）配方　胆汁淤积为 NICCD 患儿的主要表现，NADH/NAD+ 比值升高会导致肝细胞能量缺乏。MCT 可被快速水解成中链游离脂肪酸而被机体吸收，通过肝门静脉到达肝，经 β- 氧化代谢产生 ATP，为肝细胞提供能量并促进脂肪生成，通过增加 NAD+ 降低 NADH/NAD+ 比值。同时减少长链脂肪酸摄入可改善肝功能、血脂异常及生长发育迟缓等症状。

3.补充脂溶性维生素　补充脂溶性维生素可改善胆汁淤积状态，避免营养不良、脂溶性维生素缺乏等并发症情况。此外，大部分 NICCD 患儿的维生素 K 水平低于正常，对于有潜在出血风险的患儿应及时补充维生素 K，适当补充维生素 E 可改善氧化应激。

4.低糖及高脂、高蛋白饮食　随着 NICCD 患儿年龄的增长，食物种类逐渐增加，单纯配方奶喂养已不能满足患儿生长发育要求。Citrin 缺乏时可出现低蛋白血症、生长发育迟缓，若摄入过量糖类饮食易导致急性发作或病情加重，故推荐低糖和高脂、高蛋白饮食，以预防高血氨及肝性脑病的发生，利于恢复肝功能，改善瓜氨酸血症、脂肪肝和生长发育情况。必要时可补充必需氨基酸，如精氨酸，可通过改善线粒体尿素循环酶的活性而降低血氨水平。

（二）对症治疗

根据患儿不同的临床表现及实验室检查结果进行对症治疗。给予保肝、降酶、退黄利胆药物，根据病情可给予提高诱导酶活性、降血氨、补充维生素 K 或输注血浆等治疗。

（三）肝移植

部分患儿非手术治疗亦能延缓病情进展，但无法根治，目前肝移植是唯一有效的根治方法，但受到供体少、易发生免疫反应及价格昂贵等因素限制。

【预后】

多数患儿可自然或经饮食治疗后缓解，严重病例可能早期发展为肝衰竭导致死亡，或者需要肝移植，部分患儿可以后期发展为致命性的 CTLN2。

（林　楠）

第二节　α₁- 抗胰蛋白酶缺乏症

【概述】

α_1- 抗胰蛋白酶缺乏症（α_1-antitrypsin deficiency，AATD）是一种遗传代谢性疾病，因 α_1- 抗胰蛋白酶（AAT）贮积在肝细胞内不能有效分泌，导致肝细胞变性、坏死而引起的综合征，临床表现为婴儿期出现胆汁淤积性黄疸、进行性肝功能损害，青年期后出现肺气肿。

【病因及发病机制】

AATD 是一种常染色体共显性遗传病，在欧美国家其发病率为 1/5000 ～ 1/4000，我国目前罕见报道。造成 AATD 的 *SERPINA1* 基因位于 14 号染色体长臂（14q32.1），蛋白酶抑制剂（PI）M 是正常的等位基因，常见的缺陷等位基因主要是 S 型（可产生 50% ～ 60% 酶）和 Z 型（仅产生 10% ～ 20% 酶），其相对于 M 型呈显性遗传。ZZ 纯合子是严重 AAT 缺乏的最常见基因型，血清 AAT 水平极低，仅达正常的 10% ～ 15%；另外有少部分是 SZ、SS、MZ 杂合子，血清 AAT 水平为正常的 35% ～ 70%。*AAT* 基因发生单点突变后，AAT 蛋白在肝细胞内发生错误折叠或聚合，被保留在肝细胞的粗面内质网中，可导致肝细胞损伤，并最终发展为肝硬化,同时血清 AAT 水平显著下降,无法抑制弹性蛋白酶活性,导致肺泡持续性破坏及肺气肿。

【诊断要点】

(一)临床表现

1.**肝表现** 不同患者间的临床表现差异很大。婴幼儿可有新生儿肝炎综合征,包括胆汁淤积性黄疸、皮肤瘙痒、喂养困难、体重增加缓慢、肝大等,可出现总胆红素水平升高、血清转氨酶水平升高、低蛋白血症及凝血功能障碍。年长儿童可能表现为无症状的慢性肝炎、生长发育迟缓、喂养困难或孤立的肝大、脾大。更多患儿基本正常,除了轻微且没有临床症状的谷草转氨酶或谷丙转氨酶升高外,无其他肝受损的表现,但随着年龄的增长,罹患肝疾病的风险明显增加,成人可发展为伴或不伴有肝硬化的慢性肝炎。AATD 患者的血生化和组织病理学检查非常类似酒精性肝炎,如果未接受特异性血清 AAT 测定,很有可能造成误诊。

2.**肺部表现** 典型的肺部表现主要出现在二三十岁以后,临床症状包括持续性咳嗽、喘息、咳痰及气道高反应性,往往被诊断为哮喘。严重的 AATD 可表现为迅速进展的肺泡型肺气肿。儿童期起病的 AATD 多表现为反复呼吸道感染,在严重病例中呼吸道感染迁延或进行性加重。

(二)实验室检查

1.**血 AAT 水平检测** 正常血清 AAT 水平在 20~53mmol/L。AAT 水平检测常用于初筛,其简便低廉,但因为 AAT 是一种急性时相反应蛋白,系统性炎症反应时其合成和分泌增加,因此即使其血清水平正常也不能排除 AATD 的诊断。

2.**蛋白表型测定** 表型检查可通过蛋白电泳或液相

色谱串联质谱法鉴定 AAT 的量和类型，通常可分辨出正常蛋白（M 型）及特殊变异型蛋白（如 Z 型、S 型）。

3. 基因检测　　可由测定 *SERPINA1* 等位基因明确诊断。

【治疗要点】

1. 增补治疗　　通过每周静脉滴注入混合血浆源性的纯化 AAT，持续精准地提供外源性 AAT 以维持正常水平，达到肺部蛋白酶和抗蛋白酶的平衡，阻止或减缓肺部组织结构的破坏，可提高生存率，但对已造成的肺损伤无法逆转。

2. 其他　　基于基因水平的靶向治疗研究正在进行，通过载入基因片段可重新表达正常 AAT 蛋白。目前对于 AATD 引起的肝病并没有特异性疗法，有研究显示，使用药物可将异常 AAT 蛋白排出肝细胞，但仍在试验阶段。

【预后】

AATD 临床表现复杂多样，部分患者可终身无任何症状，也有患者可危及生命，因此预后差距较大。但环境因素（如饮酒、肝炎病毒感染）会增加肝损伤发生概率，而吸烟、粉尘等会增加肺损伤发生概率，因此早期诊断、进行预防有助于改善预后。

（林　楠）

第三节　半乳糖血症

【概述】

半乳糖血症（galactosemia）是由于半乳糖代谢途径中酶的遗传性缺陷所造成的代谢性疾病，其发病率约为 1/62 000，均为常染色体隐性遗传病，可依据酶缺陷不同分为 3 型，其中以半乳糖 -1- 磷酸尿苷酰转移酶缺乏型最为多见，且病情严重（本文主要介绍此型）。

【病因及发病机制】

半乳糖 -1- 磷酸尿苷酰转移酶的编码基因（*GLAT*）位于 9p13 ～ p21，它的缺陷即导致半乳糖、半乳糖 -1- 磷酸及半乳糖代谢旁路生成的半乳糖醇在各种组织中积累。1- 磷酸半乳糖具细胞毒性，对糖代谢途径中的多种酶有抑制作用，特别是磷酸葡糖变位酶的作用被阻抑后不能使 1- 磷酸葡萄糖转化为 6- 磷酸葡萄糖，阻断了糖原的分解过程；高浓度的 1- 磷酸半乳糖还抑制葡萄糖的糖异生过程，因此在临床上呈现低血糖症状。半乳糖进入晶状体后即被醛糖还原酶（aldose reductase）还原成为半乳糖醇，沉积在晶状体中造成白内障。本型患儿的肝、肾、脑等组织中都有大量 1- 磷酸半乳糖和半乳糖醇存积，这类异常代谢产物改变了组织细胞的渗透克分子浓度及其能量代谢过程，致使这些器官功能受损。其详细机制尚不完全清楚。

【诊断要点】

（一）临床表现

典型者在围生期即发病，常在喂给乳类后数日即出现呕吐、拒食、体重不增和嗜睡等症状，继而出现黄疸和肝大。若不能及时诊断而继续喂给乳类，将导致病情进一步恶化，在 2 ～ 5 周发生腹水、肝衰竭、出血等终末期症状。如用裂隙灯显微镜检查，在发病早期即可发现晶状体白内障形成。30% ～ 50% 的患儿在病程第 1 周并发大肠埃希菌败血症，使病情更加严重。未经及时诊断和治疗的患儿大多在新生儿期内夭折。少数患儿症状可较轻微，仅在进食乳类后出现轻度的消化道症状，但如继续食用乳类食物则在婴幼儿期逐渐出现生长发育迟缓、智能发育落后、肝硬化和白内障等。

（二）实验室检查

1. 新生儿期筛查

（1）Beutler 试验：用于检测血滴纸片的半乳糖-1-磷酸尿苷酰转移酶活性。缺点是假阳性率过高。

（2）Paigen 试验：是用于检测血滴纸片半乳糖和半乳糖-1-磷酸的半定量方法。优点是很少假阳性，并且3种酶缺陷都可被检出。

2. 尿液中还原糖测定　对有疑似症状的患儿都必须及时检查其尿中是否含有还原糖。尿液中可能排出的还原糖种类较多，如葡萄糖、半乳糖、乳糖、果糖和戊糖等，故在定性试验阳性时，应进一步采用滤纸或薄层层析方法进行鉴定。

3. 酶学诊断　外周血红细胞、白细胞、皮肤成纤维细胞，或者肝组织等均可供测定酶活性之用，以红细胞最为方便。本病纯合子患儿的酶活性缺如或甚低；杂合子携带者的酶活性则为正常人的 50%。

4. 其他　必要时应检测肝功能、凝血机制、血糖、血电解质和血培养、尿液培养等项目，以利于诊断。

【治疗要点】

（一）饮食治疗

婴幼儿可改为去乳糖奶粉喂养。大龄患儿可停用乳类，改用豆浆、米粉等，并辅以维生素、脂肪等营养必需物质。豆浆中虽含有能分解出半乳糖的蜜三糖（raffinose）和水苏糖（stachyose），但不能被人体肠道吸收，故无碍于治疗。通常在限制乳类 3～4d 后即可见临床症状改善，肝功能在 1 周后好转。在患儿开始摄食辅食以后，必须避免一切可能含有奶类的食品和某些含有乳糖的水果、蔬菜，如西瓜、西红柿等。

（二）对症治疗

静脉滴注葡萄糖、新鲜血浆，注意补充电解质。对合并败血症的患儿应采用适当的抗生素，并给予积极支持治疗。

（三）基因治疗

有研究将大肠埃希菌（一般内含 G 基因）能产生半乳糖酶的脱氧核糖核酸片段提取出来，以噬菌体为载体带入患儿的细胞内，患儿细胞便开始产生半乳糖酶，从而使原来不能利用半乳糖的细胞恢复对半乳糖的正常代谢。如再将这种已治愈的细胞用人工方法移植到人体器官内，使之成为人体的正常部分，则可能从根本上治愈疾病。

【预后】

患儿的预后取决于能否得到早期诊断和治疗。未经正确治疗者大都在新生儿期死亡，平均寿命约为 6 周，即便幸免，日后亦遗留智能发育障碍。获得早期确诊的患儿生长发育大多正常，但多数在成年后可有学习障碍、语言困难或行为异常等问题。女性患者多有高促性腺素性功能减退症伴卵巢萎缩而不孕。

（林 楠）

第四节 遗传性果糖不耐受症

【概述】

遗传性果糖不耐受症（hereditary fructose intolerance）是由于果糖二磷酸醛缩酶缺陷所致的常染色体隐性遗传病。

【病因及发病机制】

果糖二磷酸醛缩酶的分子量为 160 000，由 4 个亚单位组成，根据其催化活性、免疫特征及在不同组织中的分布情况，又可分为 A、B、C 3 型同工酶。在肝、肾和小肠中以 B 型果糖二磷酸醛缩酶为主，它的编码基因位于 9q13 ～ q32，长约 14 500bp。欧洲研究资料表明，A149p、174D 和 N334k 三种点突变是导致果糖不耐受症的最主要原因。本病患儿肝内的果糖二磷酸醛缩酶活性由完全缺如到仅为正常人的 12% 左右不等，在摄入果糖后，大量 1- 磷酸果糖蓄积在肝细胞内。蓄积的 1- 磷酸果糖不仅可使果糖 -1，6- 二磷酸酶活性受到抑制，导致葡萄糖的糖异生过程受阻，而且由于大量无机磷亦同时被喂入，使血磷降低和 ATP 再生减少。1-磷酸果糖的蓄积和 ATP 供应不足使糖原分解过程受抑制，导致临床出现低血糖症状。如继续使用含蔗糖或果糖的食物喂养，将造成患儿肝细胞损伤，持久的含果糖饮食会造成患儿肝细胞坏死、脂肪浸润、胆小管增生和纤维化，甚至肝硬化，其机制不甚清楚，可能是由于 1-磷酸果糖的细胞毒性作用或与缺乏 ATP 有关。长期摄入果糖还可以引起近侧肾小管酸中毒并伴随尿中磷酸和葡萄糖丢失。

【诊断要点】

（一）临床表现

发病年龄与所用饮食成分有关。由于各种配方奶粉中大多含有蔗糖，故在出生后即给予人工喂养的新生儿常在 2 ～ 3d 出现呕吐、腹泻、脱水、休克和出血倾向等急性肝衰竭的症状。母乳喂养的患儿多在幼儿、婴儿时期给予含蔗糖或果糖的辅食后发病，在喂养 30min 内即发生呕吐、腹痛、出冷汗直至昏迷和惊厥等低血糖症状，若不及时终止这类食物，则患儿旋即出现食欲缺乏、腹泻、体重不增、肝大、黄疸、水肿和腹水等。有些患儿在婴儿时期会因屡次进食"甜食"后发生不适症状而自动拒食，这种保护性行为可使患儿健康成长至成人期。少数患儿可能因未经及时诊断治疗而死于进行性肝衰竭。

（二）实验室检查

1.*血液生化检查*　在急性症状出现时，患儿出现低血糖，同时血磷、血钾呈一过性降低，血清果糖、乳酸、丙酮酸和尿酸增高。低血糖症时，还可见患儿血清胰岛素降低，而胰高血糖素、肾上腺素和生长激素浓度增高，随着这些激素的变化，血浆游离脂肪酸明显增高，有别于正常人。果糖 -1，6- 二磷酸酶缺乏症（属常染色体隐性遗传，其临床表现酷似果糖不耐受症，主要为肝大）进食果糖后和在饥饿时均能导致低血糖发作，故易与糖原贮积症、酮性低血糖相混淆。血清胆红素、转氨酶和凝血因子的检测有助于对急性肝衰竭的诊治。

2.*尿液生化检查*　对疑似的急症患儿都应检测尿液果糖。持续进食果糖的患儿常有肾小管酸中毒和 Fanconi 综合征样的肾小管重吸收障碍，因此，应对尿液 pH、蛋白质、氨基酸和重碳酸盐等进行检测。

3.*耐量试验*　一次给予果糖 200 ～ 250mg/kg 快速静脉注射，5 ～ 40min 后检测血液中果糖、葡萄糖、无机磷、尿酸和转氨酶，可供诊断。当证实有血糖下降时应立刻静脉注射葡萄糖。本试验应在病情稳定后数周进行。

4.*酶学检查*　可采用肝、肾或肠黏膜活体组织检查，但非诊断必需。

5. DNA 分析　可以诊断和确认基因突变的杂合子携带者。

【治疗要点】

（一）饮食治疗

立即终止一切含果糖和蔗糖的食物。

（二）对症治疗

对急性肝衰竭患儿应给予积极支持治疗，纠正低血糖和电解质紊乱，有出血倾向者可给予成分输血。

【预后】

合适的治疗可使所有症状在 2～3d 消失，血液生化改变在 2 周内恢复正常，生长发育迟缓情况则需 2～3 年始见好转。无果糖饮食可使患儿获得完全正常的生活，但多数仍留有轻度肝大和脂肪变性。

（林　楠）

第五节　糖原贮积症

【概述】

糖原贮积症（glycogen storage disease，GSD）是一组由于先天性酶缺陷所造成的糖代谢障碍性疾病。由于糖原分解或合成过程中各种酶缺乏，以致糖原（正常或异常结构）累积在肝、肌肉、心、肾等组织而造成一系列的临床症状。根据酶缺陷不同和糖原在体内沉积部位的不同分为 12 型，其中Ⅰ、Ⅲ、Ⅳ、Ⅵ、Ⅸ型以肝病为主，而Ⅰ、Ⅲ和Ⅳ型的肝损伤最为严重，Ⅰ型可发展为良性肝腺瘤和腺癌，Ⅲ型可发展为肝纤维化或肝硬化，Ⅳ型会导致肝硬化和肝功能衰竭；Ⅱ、Ⅴ、Ⅶ型则以肌肉组织受损为主。临床以糖原贮积症Ⅰa 型最多见（本文主要介绍此型）。

【病因及发病机制】

糖原贮积症Ⅰa型是由葡萄糖-6-磷酸酶（G6Pase）缺陷所导致，属于常染色体隐性遗传病，活产儿发病率为 1/100 000，在 GSD 各型中最为多见。*G6Pase* 基因位于 17q21，长约 12.5kb，含 5 个外显子。迄今为止，*G6Pase* 基因编码区已发现 100 余种突变。不同种族和不同地区的人群有不同的突变类型。

在正常人体中，由糖原分解或糖异生过程所产生的 6-磷酸葡萄糖都必须经葡萄糖-6-磷酸酶系统水解以获得所需的葡萄糖，该酶系统可提供由肝糖原分解所得的 90% 的葡萄糖，在维持血糖稳定方面起主导作用。当酶缺乏时，糖和脂肪代谢即发生紊乱：①机体仅能获得少量由脱支酶分解 1，6-糖苷键所产生的葡萄糖分子（约 8%），从而造成严重的空腹低血糖。②由于 6-磷酸葡萄糖不能水解而大量进入糖酵解途径，使血中丙酮酸和乳酸含量增高导致酸中毒，还生成了大量乙酰辅酶 A，为脂肪酸和胆固醇的合成提供了原料；此外，低血糖还使胰岛素水平降低，促进外周脂肪组织分解，使游离脂肪酸水平增高。这些代谢改变最终造成了三酰甘油和胆固醇等脂质合成旺盛，临床表现为高脂血症和肝脂肪变性。③低血糖还可使外周组织蛋白不断分解，向肝组织输送糖异生原料，加速了肝糖原合成，使肝内糖原蓄积。虽然低血糖和胰岛素分泌减少都导致胰高血糖素分泌增加，使肝糖原分解加速，但由于 6-磷酸葡萄糖的蓄积，大部分 1-磷酸葡萄糖又重新再合成糖原。

糖原贮积症Ⅰ型常伴有高尿酸血症，这是由于糖酵解中间代谢产物参与戊糖旁路代谢，生成过量的尿酸前体磷酸核糖焦磷酸，从而促进嘌呤代谢并使其终末代谢产物尿酸增加。

【诊断要点】

（一）临床表现

1. 新生儿期即可出现低血糖症、呼吸困难、酮血症和肝大。

2. 婴儿期易患腹泻、腹胀和脱水酸中毒，常由此就诊。

3. 患儿出现生长发育迟缓、身材矮小、肌肉松弛、行走困难等。

4. 常有出血倾向，如鼻出血等；年长儿可发生痛风性肾病，低血糖发作次数减少。

5. 向心性肥胖、面部丰满；肝持续增大，表面光滑无触痛；部分患儿在眼底黄斑旁可见有对称性、散在黄色病变，四肢两侧皮下常有黄色斑。

（二）辅助检查

1. 血糖降低，酮体、乳酸、磷脂、胆固醇和尿酸等均增高。

2. X线检查可见骨质疏松、骨皮质变薄和髓腔增宽等改变。

3. 胰高血糖素或肾上腺素试验阳性。

4. 肝活体组织检查时，若测定葡萄糖-6-磷酸酶活性降低，则可以确诊（正常＞0.75）。

5. 外周血白细胞DNA分析可进行基因诊断。

【治疗要点】

本病治疗应首先维持患儿血糖在正常水平，防止低血糖，从而减轻临床症状。

1. 注意维持营养，多次少量进食。以糖类和氨基酸等食物为主，维持血糖在4～5mmol/L。

2. 近年来试用口服生玉米淀粉疗法，在每日3餐的基础上，每4～6小时口服生玉米淀粉2g/kg悬液（用凉开水配制）。采用低脂饮食预防高脂血症，并注意补充各种微量元素和矿物质。

【预后】

未经正确治疗的本病患儿因低血糖和酸中毒发作频繁常有体格和智能发育障碍。伴有高尿酸血症的患儿常在青年期并发痛风。患者在成年期的心血管疾病、胰腺炎和肝腺瘤（或腺癌）的发生率高于正常人群，少数患者可并发进行性肾小球硬化症。自从应用上述饮食疗法以来，已有不少患儿在长期治疗后获得正常生长发育，即使在成年后停止治疗亦不再发生低血糖等症状，但仍应进行更长期的追踪。

（林　楠）

第六节　高酪氨酸血症

【概述】

高酪氨酸血症（hereditary tyrosinemia，HT）是酪氨酸（tyrosine，TYR）分解通路上酶的缺陷导致血液中 TYR 增高所致，属常染色体隐性遗传病。由于其发病早，临床表现多样，易诊为新生儿肝炎或婴儿肝炎综合征，如不及时明确诊断和治疗，患儿常死于肝衰竭。

【病因及发病机制】

高酪氨酸血症根据酶缺陷种类不同分为 3 型：高酪氨酸血症 I 型是 FAH 基因发生致病性突变致其编码的延胡索酰乙酰乙酸水解酶（fumarylacetoacetate hydrolase，FAH，主要位于肝、肾组织）缺陷，导致延胡索酰乙酰乙酸（fumarylacetoacetate，FAA）不能水解为延胡索酸及乙酰乙酸；高酪氨酸血症 II 型是 TAT 基因致病性突变致其编码的酪氨酸转氨酶（tyrosine aminotransferase，TAT，主要位于肝）功能缺陷，使酪氨酸不能转变成

4-羟基苯丙酮酸；高酪氨酸血症Ⅲ型是 *HPD* 基因发生致病性突变致其编码的 4-羟基苯丙酮酸双加氧酶(4-hydroxyphenylpyruvate dioxygenase，HPD，主要位于肾)功能缺陷,使 4-羟基苯丙酮酸不能转化成尿黑酸。本文主要介绍高酪氨酸血症Ⅰ型。

【诊断要点】

（一）临床表现

高酪氨酸血症Ⅰ型多于新生儿及婴儿时期发病，临床表现多样，甚至同一家系中的不同患儿亦可有不同表现。临床上根据患者的发病年龄分为急性型和慢性型。急性型多于出生后 6 个月内发病，出生后即可出现呕吐、腹泻、体重不增、肝大、黄疸和腹水，出血、低血糖及水肿也较常见。如不及时治疗，病情可迅速进展为肝衰竭、严重的凝血功能异常，患儿多于出生后 6～8 个月因肝衰竭死亡；幸存者进入慢性期，最终发展为慢性肝功能不全、肝硬化或肝细胞癌。慢性型病情相对稳定，临床表现也较轻，症状多于出生 6 个月以后出现，主要表现为慢性肝、肾功能损害，以及结节性肝硬化及肾小管性肾功能障碍，可伴有低磷性佝偻病及类卟啉症性神经危象表现，少数患儿有低血糖表现。

（二）实验室检查

1. 一般检查　血常规、尿常规、肝肾功能、红细胞葡萄糖 -6-磷酸脱氢酶活性、肝炎病毒系列、血气分析、血糖、血氨、血乳酸及弓形虫、风疹病毒、巨细胞病毒、单纯疱疹病毒等感染的筛查。B 超及核素或磁共振胰胆管造影等辅助检查，可排除或明确其他引起黄疸的病因。可有轻至中度贫血，肝功能检查 GPT 轻度升高（>正常 3 倍），有 GOT 升高，ALP 升高或明显升高，胆汁酸明显升高，总胆红素升高，以结合胆红素升高为主或超过总胆红素的 1/3 以上。凝血功能异常：凝血酶原时间（PT）延长、部分凝血活酶时间（APTT）延长。生化检查及血气分析示代谢性酸中毒，出现血氨升高、血乳酸轻度或明显升高；甲胎蛋白明显升高。肾小管功能异常：尿蛋白 / 肌酐比值、β_2 微球蛋白（β_2-MG）及 N-乙酰基 -β-D 氨基葡糖苷酶（NAG）升高。可合并肾小管酸中毒、红细胞葡萄糖 -6- 磷酸脱氢酶缺乏症及巨细胞病毒（CMV）感染。

2. **影像学检查** 双肾 B 超可见多发肾结石。

3. **病理检查** 肝穿刺活体组织检查，病理所见有肝细胞大滴性脂肪变性或肝组织广泛大滴性脂肪变性；部分毛细胆管胆栓形成，门管区纤维增生，肝小叶形成，肝硬化形成或伴有不规则纤维化小灶和条带形成，病变以脂肪变性为主。

4. **特殊检查** 血、尿氨基酸分析及尿液有机酸气相色谱 - 质谱（GC/MS）分析，血酪氨酸及蛋氨酸均升高，尿氨基酸非特异性普遍升高。尿有机酸分析显示尿中检出中量或大量 4- 羟基苯乳酸、4- 羟基苯乙酸和 4- 羟基苯丙酮酸。尿液中琥珀酰丙酮定量、红细胞或淋巴细胞中延胡索酰乙酰乙酸水解酶活性测定可作为确诊依据。不少国家和地区已开展本病的新生儿期筛查，以往应用 Guthrie 方法测定血中酪氨酸，由于其诊断阈值不易确定，假阳性率甚高，故亦有同时检测其样品中的 α- 胎儿球蛋白或琥珀酰丙酮浓度以辅助诊断者；近年来已有用血滴纸片检测 δ- 氨基 -γ- 酮戊酸脱水酶（ALA）活力的取代方法。

5. **基因检测** 高酪氨酸血症 I 型的致病基因 *FAH* 定位于人染色体 15q23 ～ 25。目前已检测到 40 余种基因突变，其中最常见的是 IVS12+5（G > A），多为单个碱基的突变，如错义突变、无义突变或剪接突变，少数为小片段缺失和插入。

【治疗要点】

高酪氨酸血症 I 型的治疗目的是降低血酪氨酸及其代谢产物水平，减轻酪氨酸及其代谢产物对机体的损伤。

1. *尼替西农治疗*　尼替西农通过抑制 4- 羟基苯丙酮酸双加氧酶活性，减少下游一系列毒性代谢产物，如延胡索酰乙酰乙酸、马来酰乙酰乙酸和琥珀酰丙酮的生成，同时酪氨酸、4- 羟基苯丙酮酸及苯乳酸水平相应升高。尼替西农的推荐起始用量为每日 lmg/kg。接受尼替西农治疗的患儿除了密切监测血酪氨酸及琥珀酰丙酮水平外，还需定期检测肝肾功能、凝血功能、血浆甲胎蛋白及尼替西农血药浓度，并依据各种检测结果调整用药量。

2. *饮食疗法*　目前已不推荐单纯的饮食治疗，患儿在接受尼替西农治疗的同时，需结合低酪氨酸及苯丙氨酸的饮食治疗。通常 < 2 岁的患儿推荐其总蛋白质摄入量为 3g/（kg·d），以后随年龄增长该总量逐渐降至 2g/（kg·d），其中天然蛋白质的摄入量需要从婴儿时期开始控制，儿童期减为 1g/（kg·d），其余蛋白质则由不含酪氨酸和苯丙氨酸的配方营养粉提供。

3. *移植治疗*　目前肝移植在高酪氨酸血症 I 型治疗中的应用指征仅限于对尼替西农治疗无效的急性肝衰竭患儿及疑有肝细胞癌的患儿。

【预后】

多数为急性发病且预后不良，常在数月内死亡。慢性型患儿最终多发展成肝硬化，存活两年以上的患儿约有 1/3 并发肝肿瘤。

（林　楠）

第七节 尼曼 - 皮克病

【概述】

尼曼 - 皮克病是一种罕见的鞘磷脂沉积病，临床上以肝脾大和神经系统受损为主，属先天性糖脂代谢性疾病。其特点是全单核巨噬细胞和神经系统有大量的含有神经鞘磷脂的泡沫细胞。为常染色体隐性遗传病，儿童常见有 3 种类型。

【病因及发病机制】

鞘磷脂是广泛存在于质膜、内质网、线粒体和构成神经髓鞘的一种脂类物质，它的降解是经过溶酶体中酸性鞘磷脂酶的水解作用，使神经酰胺 C1 位上的磷酸胆碱断开。当该酶缺乏时，鞘磷脂即广泛贮积在肝、脾、骨髓、肺、淋巴结和脑组织等器官中，导致功能障得，出现肝脾大及中枢神经系统退行性变。

【诊断要点】

（一）临床表现

根据病程发展的特点，本病可分为 a、b、c 3 型。其中以 a 型最多见，约占全部病例的 85%，是本病的典型类型。

1. a 型（急性神经型或婴儿型） 为典型的尼曼 - 皮克病，也是最常见的一型，患儿在宫内及娩出时均正常，少数在新生儿期有黄疸持续不退的情况；出生后数周内即可因肌力和肌张力低下而发生喂养困难及体重不增，常伴有反复呕吐、腹泻等；出生后 3 ～ 6 个月时出现肝脾大和淋巴结肿大。神经系统症状出现较早，出生后 6 个月时即可出现精神运动发育衰退表现，表情淡漠、动作发育迟缓、听力及视力逐渐丧失、惊厥发作等为常见症状。皮肤有棕黄色素沉着。约 50% 的患儿可见眼底黄斑部有樱红斑。

患儿最终极度消瘦呈恶病质状态，大多在3岁左右死亡。

2. b型（慢性非神经型） 起病于婴儿期，病程进展缓慢。常见脾先增大，然后出现肝增大。智力正常，极少有中枢神经系统受累的症状。肺部有尼曼-皮克细胞浸润，X线检查可见肺部粟粒状阴影。

3. c型（慢性神经型） 多于儿童期发病，病程进展较缓慢。出生后发育多正常，少数有早期黄疸。神经系统症状多于5岁以后出现，表现为共济失调、语言障碍、智力低下、癫痫大发作、肌张力增高、腱反射亢进。肝脾大程度较轻。

（二）实验室检查

1. 血常规 血红蛋白正常或具有轻度贫血，脾功能亢进（脾亢）时显示白细胞计数减少。单核细胞和淋巴细胞出现特征性空泡，8～10个具有诊断价值。病变细胞在电镜下观察，这些空泡是充满类脂的溶酶体。血小板数正常，晚期有脾亢和骨髓明显侵犯时逐渐减少。患者白细胞缺乏神经磷脂酶活性。

2. 肝功能检查 可有转氨酶升高、胆固醇异常，总胆红素升高且以结合胆红素升高为主。尿中排泄神经鞘磷脂明显增加。

3. 骨髓涂片 各型均可找到泡沫状的尼曼-皮克细胞，常称泡沫细胞，该细胞比一般红细胞大5～10倍，直径为20～30μm，核较小，圆形或卵圆形，一般为单核，胞质丰富，充满圆滴状透明小泡，类似桑葚状或泡沫状。生化特点：PAS反应弱阳性，胞质内的小泡壁呈阳性，小泡中心阴性；酸性磷酸酶、ALP、过氧化物酶、苏丹黑均呈阴性反应。

4. 白细胞或皮肤纤维母细胞酶活力测定 在a、b、c 3型中均降低。

5. 肝、脾、淋巴结活检　病变的肝、脾和淋巴结均有成堆、成片或弥漫性的泡沫细胞浸润、神经鞘磷脂。

6. X 线检查　无特征性 X 线表现，在长期存活的病例中，由于充脂性组织细胞在骨骼的增生，可能引起骨质疏松、髓腔增宽、骨皮质变薄，甚至出现长骨局灶性破坏区。婴儿期以后肺泡受充脂性组织细胞浸润，肺部可见类似组织细胞增多症 X 的表现。

7. 基因分析　可分别采用 PCR、限制性片段多态性、多重 PCR、斑点杂交、DNA 芯片技术、DNA 测序等分子生物学技术进行基因分析。

（三）诊断要点

1. 肝脾大。

2. 有或无神经系统损害或眼底樱桃红斑。

3. 外周血淋巴细胞胞质和单核细胞胞质有空泡。

4. 骨髓可找到泡沫细胞。

5. X 线检查可见肺部呈粟粒样或网状浸润。

6. 有条件可做神经鞘磷脂酶活性测定，神经鞘磷脂排泄量通过肝、脾或淋巴结活体组织检查可证实。

【治疗要点】

该病无特殊治疗，主要为对症治疗和防止感染。对于非神经型、有脾功能亢进者可进行脾切除术，但脾切除术不能改变预后。基因重组酶替代治疗 a、b 型患儿正在研究中。c 型患儿可试用二甲基亚砜。

【预后】

该病预后相对较差，a 型多于 2 ～ 3 岁死于继发感染；b 型常因肺部感染而死亡，可存活到成年；c 型多于 5 ～ 15 岁死亡。有家族史者可做羊水细胞酶活力测定做产前诊断。

（郭　静　孙　梅）

第八节　戈　谢　病

【概述】

戈谢病（Gaucher disease）是一种常染色体隐性遗传所造成的葡糖脑苷脂沉积症，是脂类沉积症中最常见者，为常染色体隐性遗传病。其临床特征为肝脾大、脾功能亢进、骨骼病变，也可以出现造血系统和中枢神经系统症状。

【病因及发病机制】

本病系因 β-葡糖脑苷脂酶缺乏，致使葡糖脑苷脂不能水解成神经酰胺和葡萄糖，大量沉积于全身的网状内皮系统细胞内，以脾、肝和骨骼等为主。β-葡糖脑苷脂酶的编码基因位于 1q21，长约 7kb，含有 11 个外显子，已知该基因突变种类多达 180 种，包括点突变、插入和缺失等，其中以点突变 1226G 和 1448C 最为多见，由此造成酶分子结构发生不同的变异，酶活性缺陷程度亦不等，在临床上本病有 3 种不同表现的类型。

【诊断要点】

（一）临床表现

根据临床症状的差异，本病可分为 3 型。

1. Ⅰ型　即慢性（非神经）型，是最常见的一型，其 β-葡糖脑苷脂酶活性为正常人的 18%～40%。发病年龄不等，多数在学龄前期因肝脾大和贫血就诊。在发病早期，仅有脾大和轻度贫血，之后脾增大显著，并出现脾功能亢进表现，贫血显著，白细胞和血小板亦减少。至晚期时，生长发育显著落后，腹部明显膨胀，各种症状加重，贫血加重，白细胞和血小板明显减少，常伴有感染和皮肤黏膜出血倾向，淋巴结轻度肿大。肝功能受损，常见食管静脉曲张、Ⅹ因子等凝血因子缺乏。骨髓被浸润导致严重骨痛和关节肿胀，X 线检查可见普遍性骨质疏松、髓腔增宽、股骨远端呈烧瓶状和股骨头无菌性坏死等局限性骨质破坏，甚至骨折。年长患儿面部和四肢暴露部位常有色素沉着，并可有肺部浸润症状。

2. Ⅱ型 又称为急性（神经）型，发病年龄自新生儿期至出生后 18 个月，以出生后 3～4 个月多见。其 β-葡糖脑苷脂酶活性低于正常人的 5%，是预后最差的一型。初始症状以哭声微弱、吸吮能力差和肝脾进行性增大为主，继而出现吞咽困难、斜视、头后仰等症状。多数患儿在出生后 6～9 个月时发生肌张力增高、腱反射亢进、喉喘鸣、惊厥和病理反射等神经系统症状。肺内可有大量戈谢细胞浸润或并发肺炎，多有咳嗽、呼吸困难和发绀。

3. Ⅲ型 即亚急性（神经）型，较少见，其 β-葡糖脑苷脂酶活性为正常人的 12%～20%。本型常在 2 岁左右时发病，初起以脾大为主，肝脾大发展缓慢。经过 3～7 年的无明显症状期后逐渐出现神经系统症状，如斜视、肌痉挛、智能低下和惊厥发作等。晚期出现骨骼病变、脾功能亢进、全血细胞减少和出血症状。

（二）辅助检查

1. 血常规 可正常，当合并脾功能亢进时可出现红细胞计数、白细胞计数及血小板计数三系减少，或者仅血小板计数减少。肝功能异常。

2. 骨髓象 在片尾中可找到戈谢细胞，这种细胞体积大，直径为 20～80μm，胞质丰富，内充满交织成网状或洋葱皮样条纹结构，有一个或数个偏心核，以及糖原和酸性磷酸酶染色呈强阳性的苷脂包涵体。此外，在肝、脾、淋巴结中也可找到。

3. 脑电图　　患儿在神经系统症状出现前可有脑电波异常，如慢波、棘波等。

4. 酶学检查　　测患儿白细胞或皮肤成纤维细胞中葡糖脑苷脂酶活性可对戈谢病确诊。另外，本病患儿血浆中多种酶活性升高，包括酸性磷酸酶及其他溶酶体酶，如氨基己糖苷酶，这些也支持戈谢病的诊断。

5. 基因检测　　可分别采用 PCR、限制性片段多态性、多重 PCR、斑点杂交、DNA 芯片技术、DNA 测序等分子生物学技术进行基因分析。

6. X 线检查　　广泛性骨质疏松，影响股骨、肱骨、腓骨等。表现为海绵样多孔透明区改变、虫蚀样骨质破坏、骨干扩宽或在股骨下端可见扩宽的"三角烧瓶样"畸形；骨皮质变薄，并有化骨核愈合较晚等发育障碍现象。

7. B 超检查　　可提示肝脾大。

（三）诊断要点

对肝脾大的患儿，不论是否伴有贫血、血小板减少、骨质缺损等其他疑似症状，都应考虑本病的可能性。诊断依据有以下几方面。

（1）典型的临床症状和体征。

（2）骨髓、肝、脾、淋巴结活体组织检查找到戈谢细胞。

（3）血清酸性磷酸酶升高。

（4）β- 葡糖脑苷脂酶活性测定通常采用外周血白细胞或培养皮肤成纤维细胞进行，被认为是目前诊断戈谢病的金标准。

（5）DNA 分析较酶法诊断可靠，但是本病基因突变种类繁多，目前尚有未查明者，因此分析结果正常者亦不能完全排除本病。

【治疗要点】

Ⅱ型主要是对症治疗，注意营养支持，预防继发感染。贫血或出血多的戈谢病患儿可给予成分输血，Ⅰ型和Ⅲ型患儿脾极度肿大且有脾功能亢进者可行脾切除术，但全脾切除后虽可减轻腹部负担，减轻贫血和出血倾向，改善发育状态，偶可自行缓解而痊愈，但有加速肝大及骨骼破坏和神经系统病变的可能，故应尽量延迟手术，必要时可考虑部分脾切除术。骨痛可用肾上腺皮质激素治疗。酶替代疗法（ERT）（60U/kg）已试用于Ⅰ型患儿，获得了初步效果，但价格极其昂贵，且由于不能通过血脑屏障而不能用于Ⅱ、Ⅲ型患儿。骨髓移植治疗Ⅰ、Ⅲ型患儿也取得了一定的疗效。底物减少疗法是通过葡糖脑苷脂合成抑制药减少葡糖脑苷脂的产生而减少戈谢病细胞的生成，其产品 N- 丁基 -1- 脱氧野尻霉素（N-butyl-deoxynojirimycin）已通过美国食品药品监督管理局（FDA）及欧洲药物评审组织（EMEA）认证并应用于成人轻症戈谢病患者，其为口服制剂，应用相对方便，但是尚未批准应用于儿童。基因治疗：已试用 β- 葡糖脑苷脂酶的正常基因插入到自身干细胞中并进行自身移植，尚需进一步研究。

【预后】

本病Ⅰ型患儿可活至成年，Ⅱ、Ⅲ型患儿预后较差，Ⅱ型患儿一般在 2 岁以内死于肺部感染，Ⅲ型患儿常在神经症状出现后 2 年左右死亡。有本病家族史的孕妇可测定培养羊水细胞或绒毛细胞中的 β- 葡糖脑苷脂酶活性或 PCR 方法进行 DNA 分析进行产前诊断。

（郭 静 孙 梅）

第九节　Dubin-Johnson 综合征

【概述】

Dubin-Johnson 综合征（DJS）是一种常染色体隐性遗传病，由于结合胆红素在肝细胞内转运和排泄障碍所致。和其他肝胆疾病所致胆红素升高疾病相比，DJS 是一种良性疾病，一般不需要紧急治疗。

【病因及发病机制】

DJS 是由于毛细胆管上位于 10q24 的多特异性有机阴离子转运蛋白（cMOAT）的基因（ABCC2/MRP2 超家族）缺陷，使肝细胞中结合胆红素及其他有机阴离子向毛细胆管排泄障碍，引起血清结合胆红素升高而发生的疾病。除胆红素外，其他肝功能指标正常。肝的大体表现为黑肝，组织学显示肝小叶中央区肝细胞溶酶体内棕褐色色素颗粒沉着。

【诊断要点】

（一）临床表现

1. 临床症状　以黄疸为主要症状，症状一般较轻，呈间歇性反复发作。体格检查：患儿皮肤及巩膜黄染，粪便色呈白陶土色或正常，尿色深黄呈淡茶水色，肝可轻度增大，部分患儿有轻度肝压痛。

2. 其他　可有恶心、食欲缺乏、全身乏力，肝区可有隐痛不适，皮肤伴/不伴有瘙痒，部分患儿脾大，全身一般状况好。

（二）相关检查

1. 实验室检查　血总胆红素升高，尿中胆红素阳性，尿胆原可增加，粪中尿胆原正常，血清转氨酶正常或轻度升高，碱性磷酸酶和血清胆固醇正常。

2. 肝功能检查　磺溴酞钠试验（BSP 试验）异常。

3. **影像学检查** B 超检查显示肝脾轻度增大或正常，口服或静脉胆囊造影常不显影。

4. **肝活体组织检查** 显示肝小叶中央区肝细胞溶酶体内棕褐色色素颗粒沉着。

【治疗要点】

本病在治疗上无特殊方法，以对症、支持治疗为主，可口服一些保肝药，如复方甘草酸苷胶囊，中药可给予一些退黄药物，如茵栀黄和退黄汤等。

【预后】

1. 本病病程为良性过程，预后良好。

2. 病程较长且反复发作时，肝细胞内的这种色素物质长期沉积，会造成肝内微细胆管的破裂，直接影响肝细胞而导致肝细胞的变性，甚至坏死，以及纤维组织增生、假小叶形成等一系列的病理性变化。故黄疸较重并伴有其他症状者应积极退黄，以减轻肝细胞内的反复色素沉积，避免加重对肝细胞的损害。

3. 应注意避免受凉、疲劳、感染等诱发因素。

（郭　静）

第十节　Zellweger 综合征

【概述】

Zellweger 综合征又称为脑肝肾综合征（cerebro-heptorenal syndrome），是一种常染色体隐性遗传所致的过氧化物酶体病，极为罕见，发病率约为 1/10 万，患儿多于出生后 6 个月内死亡。该病主要累及神经系统、肝和肾，其特征为抽搐，以及生长发育障碍、肌无力、青光眼、先天性点彩骨骺、肾皮质囊肿及特殊面容等。男女均可发病。

【病因及发病机制】

该病病因尚不清楚，目前认为是过氧化物酶体缺乏和多发性过氧化物酶体功能缺陷。过氧化物酶体中含有多种需氧脱氢酶，它们不仅参与胆酸和某些甘油磷脂的合成过程，而且也是植烷酸（phytanic acid）、二羧酸类（dicarboxylic acids）、2-哌啶酸（pipecolic acid）和氨基酸等氧化脱氢反应所必需的催化酶。此外，过氧化物酶体还有一个特殊的 β-氧化酶系统，是极长链脂肪酸进行氧化的主要部位。该病的致病基因 PEX 主要编码过氧化物酶体内与代谢相关的各种蛋白，基因突变后会导致过氧化物酶减少或活性下降，致使过氧化物酶体形成障碍，最终导致极长链脂肪酸（very long-chain fatty acids，VLCFA）的异常积聚，VLCFA 细胞内蓄积会损害发育中的器官，如肝、骨骼和肾，其中对脑组织的损害尤其严重。目前已发现 13 种 PEX 突变基因与疾病发病相关，其中任何一个发生突变均可导致疾病发生，最常见的是基因 PEX1 和 PEX6 的突变引起的。

【诊断要点】

（一）临床表现

典型临床特征是颅面畸形、中枢神经系统发育异常、肝硬化和肾微小囊肿。

1. *颅面畸形*　患儿有典型的面部特征，包括头小、前后囟门和骨缝增宽、前额突出、眼距增宽、内眦赘皮、耳位低且外形异常、低鼻梁、上斜睑裂、三角形嘴、小下颌等。

2. *中枢神经系统发育异常*　出生时体重多正常，肌张力和反应低下，吸吮和吞咽困难，需管饲喂养。患儿在出生后数周动作发育无进展，对外界刺激罕有反应，可能与听力障碍和视觉活动减少（振动性眼球震颤、眼固定障碍）有关。其他眼部异常有白内障、青光眼、角膜混浊、虹膜 Brushfield 斑、色素沉着性视网膜病和视神经发育不良等。患儿常有不同类型和程度的癫痫样惊厥，腱反射常不能引出。出生时头围正常但落后于生长，生长发育亦明显迟缓，智能发育落后。患儿脑干诱发电位消失或减弱，肌电图和神经传导速率无改变。脑脊液一般正常。

3. 其他　约 50% 的患儿可出现黄疸，所有患儿出生后 2～3 个月时即可见肝脾大、血清转氨酶升高和凝血酶原降低等异常。多数患儿有肾囊肿，易被超声检查检出（囊肿在胎儿期已存在）。约 50% 的患儿有髌骨钙化和髋臼软骨结合。约 40% 的患儿尚伴有动脉导管未闭或间隔缺损等心血管畸形。肾上腺皮质功能受损但无明显临床表现。

（二）实验室检查

1. 肝功能异常，常见高胆红素血症（以结合胆红素升高为主）、转氨酶（GPT、GOT 等）升高和凝血酶原降低等。肝活体组织检查和（或）培养成纤维细胞显示过氧化物酶体缺如。

2. 铁代谢异常，约 50% 以上患儿的血清铁和总铁结合力增高，其肝、脾、肾和肺等组织中铁含量增高。血清及培养的成纤维细胞内极长链脂肪酸增高，各组织中缩醛磷脂缺乏。

3. 尿液中排出大量异常有机酸，如二羟基粪烷酸、三羟基粪烷酸和 2- 哌啶酸等，前两者是合成胆酸的前体，后者为赖氨酸降解途径中的中间产物。GC-M 法测定血浆中二十六烷酸增高。

4. 其他辅助检查包括裂隙灯（晶状体和角膜）、超声（肝、肾）、X 线（髌骨和其他多处骨骺点彩状钙化灶）和头部 MRI（脑回异常及脑白质营养不良）等。肝、肾活体组织电子显微镜检查可见细胞内缺乏过氧化物酶。

【治疗要点】

严重病例尚无有效治疗方法，轻症患儿也是以对症、支持治疗为主。有报道，口服醚酯可部分纠正轻型患儿红细胞缩醛磷脂水平。饮食治疗如限制植酸摄入可使植烷酸水平恢复正常。口服胆酸和脱氧胆酸（各100mg/d）可改善肝功能和神经系统状况。口服二十二碳六烯酸（docosahexoenoic acid）250mg/d 可改善动作、语言功能和视觉诱发反应，这些治疗试用于轻型患儿。血浆置换和骨髓移植均无效。

【预后】

本病目前尚无有效治疗方法。患儿常因营养障碍、肝衰竭或重症感染在出生后 6 个月左右死亡。测定羊水细胞培养状况或绒毛膜绒毛中二十六烷酸含量，或者缩醛磷脂合成状况等可进行产前诊断。

（郭　静　叶晓琳）

第十一节　沃尔曼病

【概述】

沃尔曼病（Wolman 病）又称胆固醇酯贮积病，是一种罕见的常染色体隐性遗传病。患儿的细胞溶酶体内缺乏一种酸性脂肪酶，致使细胞所摄入的胆固醇酯和三酰甘油不能水解而沉积于各种脏器细胞内，如肝、肾上腺、小肠和脑等。

【病因及发病机制】

酸性脂肪酶的编码基因位于 10q24 ～ q25，它有

A、B、C 3 种同工酶，Wolman 病系 A 同工酶缺乏所致。另有一种由于酸性脂肪酶缺乏所致的轻症胆固醇酯贮积病多在成人期发病。两者均属于常染色体隐性遗传病。

【诊断要点】

（一）临床表现

患儿在出生时尚属正常，但肝脾大可在出生后 1 周内开始，病情进展迅速，数周内即出现严重呕吐和明显腹胀、腹泻、黄疸和不明原因的低热等常见症状。患儿由于明显营养不良、智能发育迟缓逐渐发展至恶病质，多在出生后 3 ～ 6 个月时夭折。

（二）实验室检查

1. X 线检查可发现大多数患儿双侧肾上腺明显增大，且有条状或点状的钙化灶，这是本病的特征性改变，最早可在出生后 1 周出现。

2. 出生后 6 ～ 8 周时可表现为明显贫血，外周血淋巴细胞胞质和细胞核内可发现空泡，骨髓穿刺涂片可找到泡沫细胞。

3. 患儿肝功能大多正常。

4. 白细胞或培养成纤维细胞酸性脂肪酶活性测定可作为确诊依据。

【治疗要点】

目前尚无有效的治疗方法。个别患儿曾用低胆固醇饮食同时服用考来烯胺（0.2g/kg，每日 2 次）和辛伐他汀（0.28 mg/kg）获得良好疗效。

【预后】

预后较差，多于出生后 6 个月内死亡。

（郭　静）

第十二节　Rotor 综合征

【概述】

Rotor 综合征（RS）是先天性非溶血性高结合胆红素血症Ⅱ型，于 1948 年由 Rotor 首先报道，是一种常染色体隐性遗传病。胆红素升高以结合胆红素明显升高为主，BSP 试验明显潴留，胆囊造影正常，肝功能和肝组织正常。

【病因及发病机制】

由于 *SLCO1B* 基因发生突变，导致 OATP1B1 和 OATP1B3 蛋白缺失或功能异常，两种蛋白中的任意一种缺失或功能异常，均会导致胆红素不会被肝吸收并从体内排出。黄疸发生可能是由于结合胆红素在肝细胞内转运和排泄障碍，且肝细胞在摄取非结合胆红素过程中也有缺陷。血清结合胆红素升高和非结合胆红素升高可交替出现，有学者曾称这种现象为良性交替性高胆红素血症。

【诊断要点】

（一）临床表现

Rotor 综合征主要临床表现为黄疸，通常在出生后不久或儿童时期出现黄疸，可能会反复发作，一般没有其他症状，有时会伴有易疲劳、食欲缺乏、腹痛等。

（二）相关检查

1. 肝功能检查　血清胆红素以结合胆红素升高为主，其他肝功能指标正常。

2. 尿常规　尿胆红素阳性，尿胆原正常。

3. 胆囊造影术　检查正常。

4. 其他　Rotor 综合征患儿肝颜色正常，肝病理学检查基本正常，肝细胞中没有色素沉着，故与 Dubin-

Johnson 综合征有所区别。

【治疗要点】

该病暂没有特效药物，有人使用苯巴比妥来促进胆红素转运及排泄。

【预后】

Rotor 综合征的预后良好，肝功能正常，无肝大，一般不会演变为肝癌或肝硬化。感染可能会诱发黄疸，应尽量避免。

（郭　静）

第6章

胆汁酸代谢障碍性疾病

第一节 家族性进行性肝内胆汁淤积

【概述】

家族性进行性肝内胆汁淤积症（progressive familial intrahepatic cholestasis，PFIC）是一组常染色体隐性遗传病。通常在婴儿或儿童期起病，主要表现为肝内胆汁淤积、黄疸和瘙痒，随着病情的进展，最终发展为肝纤维化、肝硬化和肝衰竭。

【病因及发病机制】

根据致病基因不同，PFIC 可分为 1～6 型，分别由 *ATP8B1*、*ABCB11*、*ABCB4*、*TJP2*、*NR1H4* 和 *MYO5B* 基因突变引起。

【诊断要点】

诊断主要依据临床表现、实验室检查和影像学检查、肝病理及基因检测等来确诊。

（一）PFIC1

由 *ATP8B1* 基因突变所致，通常在 1 岁内发病，平均发病年龄为出生后 3 个月，表现为慢性肝内胆汁淤积和严重的瘙痒，常合并腹泻、神经性耳聋及身材矮小等肝外表现。实验室检查肝功能显示血清总胆汁酸升高，谷丙转氨酶（GPT）轻度升高，谷氨酰转肽酶（GGT）正常或降低；甲胎蛋白（AFP）正常。病理表现主要为毛细胆管胆汁淤积和肝门静脉周围肝细胞化生。

（二）PFIC2

是由 *ABCB11* 基因突变导致，通常在新生儿期起病，胆汁淤积和瘙痒较 PFIC1 型严重，病情进展迅速，多数患儿在 10 岁前发展为肝硬化和肝衰竭，肝外表现少见。肝功能检查显示血清总胆汁酸明显升高，GPT 通常大于正常值的 5 倍，GGT 正常或下降；AFP 升高。病理表现为门管区和肝实质细胞间纤维化、肝小叶结构紊乱及肝多核巨细胞形成。

（三）PFIC3

是由 *ABCB4* 基因突变导致，从婴儿期到青春期都可发病，以婴幼儿期发病多见，以慢性胆汁淤积为主要表现，肝外表现少见。肝功能检查显示血清总胆汁酸轻度升高，GPT 升高，AFP 正常，值得注意的是，与其他各型不同的是，PFIC3 型 GGT 升高。肝病理表现为肝纤维化和胆管增生。

（四）PFIC4

是由 *TJP2* 基因突变导致，多数在婴幼儿期发病，以慢性胆汁淤积为主要表现。肝功能检查显示血清总胆汁酸升高，GPT 和 AFP 升高，GGT 正常或降低。病理表现为肝细胞及毛细胆管胆汁淤积。

（五）PFIC5

由 *NR1H4* 基因突变导致，新生儿期发病，表现为进行性胆汁淤积和严重的瘙痒，病情进展迅速，多数患儿在疾病早期即可死亡。肝功能检查显示血清总胆汁酸升高，GPT 和 AFP 升高，GGT 正常或降低。肝病理表现为弥漫性的肝多核巨细胞形成和肝纤维化。

（六）PFIC6

由 *MYO5B* 基因突变导致，多在婴儿期发病，表现为慢性胆汁淤积和严重的瘙痒，由于该基因缺陷可致微绒毛包涵体病，部分患儿出生后不久即有严重的腹泻。肝功能检查显示血清总胆汁酸升高，GPT 正常或升高，AFP 正常，GGT 正常或降低。肝病理表现为肝多核巨细胞形成和肝纤维化，肝小叶内胆汁淤积。

【治疗要点】

（一）药物治疗

药物治疗的目的是缓解临床症状，常用药物包括熊去氧胆酸、4- 苯基丁酸、消胆胺等。熊去氧胆酸可促进胆汁排出，缓解胆汁淤积对肝细胞的损害，但是改善瘙痒效果不显著。4- 苯基丁酸是一种分子伴侣，可改善PFIC1 型患儿严重瘙痒的症状。消胆胺是一种负离子交换树脂，可将胆汁结合在肠腔中，减少胆盐的重吸收并刺激胆盐的排泄。其他治疗包括适当补充脂溶性维生素及中链脂肪酸，以维持患儿生长发育所需。

（二）非移植手术治疗

非移植外科手术主要的作用是通过减少胆汁酸的肠肝循环来改善患儿的症状，主要有部分胆汁外分流术（partial external biliary diversion，PEBD）、部分胆汁内分流术（partial internalbiliary diversion，PIBD），用于治疗还未发生肝硬化的低 GGT 的 PFIC 患儿，可在出现持续性黄疸和严重瘙痒时通过手术改善症状。缺点是PEBD 会留下永久性造口，影响生活质量；PIBD 术后会引发胆源性腹泻。

（三）肝移植

肝移植是在药物治疗和胆汁分流术效果不佳时的一个可选择方案。PFIC2 和 PFIC3 型患儿肝移植后预后较好，但 PFIC1 型患儿通常合并肝外表现，肝移植不能改善肝外病变，并且移植肝可发生脂肪性肝病，进一步发展为肝硬化，所以一般不优先推荐肝移植。PFIC4 ～ 6 型肝移植方面报道较少，目前经验不足。

【预后】

本病预后较差，多数患儿早期内出现死亡。

（叶晓琳）

第二节　Aagenaes 综合征

【概述】

Aagenaes 综合征又称遗传性胆汁淤积伴淋巴水肿综合征，是一种罕见的先天性遗传病。最早由 Aagenaes 等描述，是指由先天性小胆管周围淋巴管及全身淋巴管发育不全所致的慢性复发性胆汁淤积和下肢淋巴水肿的一组临床综合症候群。本病有明显的种族地域性，挪威是世界上患病率最高的国家。

【病因及发病机制】

本综合征为一种罕见的常染色体隐性遗传病，致病基因位于第 15 号染色体的长臂（15q），但目前未确定致病基因。由于淋巴系统在发育过程中变异，导致广泛性的淋巴管发育异常，小胆管周围淋巴管的发育异常导致慢性胆汁淤积。病情反复性发作可能与感染、创伤、手术、青春期等有关。

【诊断要点】

（一）肝功能异常

本病多于新生儿期发病，表现为肝内胆汁淤积和黄疸，除黄疸和瘙痒外，未经治疗的胆汁淤积还会导致脂肪和脂溶性维生素吸收不良，从而导致出血倾向和骨骼发育异常。经治疗后症状可能减轻，多数患儿在学龄前可自然改善，之后又反复发作，随病情进展，部分患儿会发生肝硬化和肝衰竭。

（二）淋巴水肿

所有患儿均在出生后或在儿童早期即出现明显的淋巴水肿，主要发生在下肢，也可出现在身体的其他部位，如手臂，很少累及躯干和面部。发病机制是由于淋巴系统不能运输组织液回循环系统，导致组织间隙淋巴液异常增多，从而发生淋巴水肿，如果不及时治疗，淋巴水肿会进行性增加，并可能导致组织的慢性损伤。

【治疗要点】

本病尚无根治方法。提倡低脂饮食，补充脂溶性维生素，并针对肝内胆汁淤积和淋巴水肿采取对症治疗，严重者可行肝移植手术。

【预后】

预后与症状持续的时间、病情进展及并发症等有关。与其他类型的遗传性胆汁淤积相比，本病患儿的预后相对较好，超过 50% 的患儿可以达到预期正常寿命。

(叶晓琳)

第三节 X-连锁肾上腺脑白质营养不良

【概述】

X-连锁肾上腺脑白质营养不良（X-linked adreno-leukodystrophy，X-ALD）是一种遗传性脂类代谢病，属于 X-连锁隐性遗传病。通过新生儿筛查估算突变发生率，美国新生男婴的发病率为 1：15 500。

【病因及发病机制】

X-ALD 是由于 *ABCD1* 基因突变，该基因编码极长链脂肪酸（very long-chain fatty acids，VLCFA）降解所

需的过氧化物酶体转运蛋白，基因突变后导致过氧化物酶体功能障碍，极长链脂肪酸降解受损，异常增多的极长链脂肪酸沉积在脑白质、周围神经、肾上腺、睾丸及羊水细胞，导致蛋白质损伤、线粒体功能障碍、免疫反应，最终细胞死亡。

【诊断要点】

根据临床表现和适当的辅助检查可初步诊断，最终确诊依赖于基因检测。

（一）临床表现

根据患儿发病时的年龄、受累组织器官和病情进展速度等，将 X-ALD 患儿分为以下几种类型。

1. 脑型　儿童脑型发病率最高，多在 4～8 岁发病，3 岁以前罕见发病。早期生长发育正常，头 MRI 异常出现在临床症状之前，早期表现为注意力下降、多动症、空间协调能力差、书写能力下降或记忆力减退，部分患儿会有癫痫发作，病情进展迅速，可发展为进行性的运动功能倒退、视力及听力障碍、肢体无力和小脑共济失调等，通常于出现症状后 2～4 年死亡或快速呈植物人状态。本型患儿神经功能的下降是由严重的炎性脱髓鞘引起，主要影响大脑半球。头 MRI 显示在胼胝体、顶枕叶、额叶白质和脑桥部位有异常信号强度，表现为 T_2 序列信号增强，T_1 序列信号减低。此外，本型也可于青少年期或成年期发病，临床表现和进展情况与儿童脑型相似，但发病年龄较晚。

2. 肾上腺脊髓神经病型（adrenomyeloneuropathy，AMN）　约 45% 的 X-ALD 患儿表现为 AMN，受累局限于脊髓和周围神经，通常无脑部功能障碍。临床主要表现为缓慢进展的痉挛性麻痹、感觉性共济失调和括约肌功能障碍，头 MRI 多表现正常，少数患儿头 MRI 显示锥体束的信号强度增加。

3. 单纯艾迪生病　约20%的X-ALD男性患儿患有原发性肾上腺皮质功能不全，但没有临床表现或MRI证据显示神经系统受累，这部分患儿被称为单纯艾迪生病。肾上腺皮质功能不全最初影响的是肾上腺皮质激素的功能，但最终约50%的X-ALD患儿缺乏盐皮质激素的功能。

4. 无症状型　该类型无临床症状，只有基因异常和生化改变，无神经系统和内分泌系统异常，通常于体格检查时发现。这部分患儿多数年龄不到7岁，认知功能正常，从而作为治疗干预的关键群体，需要长时间的随访以评估预后。研究表明，这部分患儿有很高的发展风险，可能在成年期发病。

5. 女性杂合子　在患有X-ALD的杂合子女性中，约有50%的患者在中年或更晚的年龄出现类似AMN的临床表现，病情较男性AMN患者轻，约1%的杂合子合并明显的肾上腺功能不全和炎性脑病。

（二）实验室检查

对于所有患有X-ALD的男性患儿，血浆中的VLCFA均升高。

（三）影像学检查

所有患儿都应进行头MRI检查以明确是否有颅内病变，对于尚无临床表现的患儿，建议每6个月进行1次头MRI检查和神经系统评估，直到10岁为止，以后每年进行1次MRI检查。典型的头MRI表现为脱髓鞘样改变，双侧顶枕区白质内可见对称分布的蝴蝶状信号影，增强的T_1加权图像多预示快速进展型脑型X-ALD。

【治疗要点】

目前尚无特异性治疗，主要包括药物治疗、饮食治疗、异基因造血干细胞移植等治疗手段。

（一）药物和饮食治疗

1. **罗伦佐油** 为一种三油酸甘油酯和三芥酸甘油酯的 4 : 1 混合物，适用于 1 岁以上的儿童。常用剂量为 2 ~ 3ml/（kg·d），配合低脂饮食，可在 4 周内使血浆中 VLCFA 的含量显著降低，但并不是对所有的 X-ALD 表型均有效，对于病情进展迅速，特别是合并炎性脑病的患儿，治疗效果不佳。此外，该药可引起淋巴细胞和血小板的下降，治疗期间需检测血常规，多数在停药之后自行恢复。

2. **激素替代疗法** 建议患者每 6 个月进行 1 次血清促肾上腺皮质激素（ACTH）和皮质醇检查，如果 ACTH 或皮质醇水平异常，应开始用肾上腺皮质激素治疗。激素替代的要求与其他类型的原发性肾上腺皮质功能不全相同。

3. **药物诱导基因治疗** 常用药物有4-苯丁酸及其他丁酸盐衍生物、非诺贝特和他汀类，可以诱导 *ABCD2* 基因表达，从而降低血浆中 VLCFA 的含量。

（二）异基因造血干细胞移植（allogeneic hemato-poietie stem cell transplantation，HSCT）

HSCT 对儿童脑型 X-ALD 治疗有效，可阻止病情进展，改善预后。移植的干细胞可以从免疫相容的捐赠者的外周血、骨髓和脐带血中获得。将移植后患儿血浆中 VLCFA 水平明显下降作为评价移植是否成功的指标。目前临床上推荐对于无症状患儿应该每 6 ~ 12 个月进行 1 次头 MRI 检查，若病变出现进展，并且临床上仅出现轻微的功能障碍，则可考虑行 HSCT；对于已经有明显脑部功能障碍的患儿（如 IQ < 80 或 Loes 评分 > 10 分）则不推荐行 HSCT，因为不能逆转已出现的严重神经系统功能障碍，还有可能加速疾病的进展。此外，HSCT 的并发症较多，主要包括移植物抗宿主病、肝静脉闭塞病、出血性膀胱炎、巨细胞病毒感染等。

【预后】

本病临床上少见，尚无特异性治疗，预后较差，早期诊断极为重要，早期干预可以提高患儿的生存质量和延长寿命。

（叶晓琳）

第 7 章

胆 道 异 常

第一节　胆道闭锁

【概述】

胆道闭锁（biliary atresia，BA）是婴儿期常见的严重肝胆系统疾病之一，发病率为 1 ： 15 000 ～ 1 ： 8000，男女之比为 1 ： 1.56。胆道闭锁是以肝内、肝外胆管进行性炎症和肝纤维化为特征，如不及时治疗，晚期会出现胆汁性肝硬化、门静脉高压、肝衰竭。该病目前是诊治困难、预后较差的疾病之一，不经治疗的患儿平均生存期在 1 年左右，70% 的患儿需肝移植才能长期生存。

【病因及病理】

病因复杂，至今仍不清楚。目前的观点认为胆道闭锁是新生儿肝胆系统受胚胎期和围生期多种因素影响所致。比较公认的观点是由病毒所激发，造成机体细胞免疫紊乱，导致围生期胆道上皮的一系列病理改变，如肝纤维化、胆管上皮凋亡、细胞内胆汁淤积。

病理改变表现为肝门附近的胆道系统狭窄、闭锁或缺如，以及胆囊纤维化、空瘪或有少许无色或白色黏液。胆道闭锁按胆道受累而闭塞的范围可分为 3 个基本型：Ⅰ型为胆总管闭锁，Ⅱ型为肝管闭锁，Ⅲ型为肝门部闭锁，Ⅱ型和Ⅲ型胆道闭锁占 85% 以上，以往由于无法行胆道肠管吻合而被称为"不可矫治型"。

【诊断要点】

（一）临床表现

1. 出生后黄疸延迟消退（足月儿大于 2 周，早产儿大于 3 周），或消退后再次出现，并持续性加重。

2. 粪便颜色逐渐变浅至白陶土色，尿色加深至浓茶色。

3. 腹部膨隆、肝脾大、腹壁静脉曲张等。

4. 由于脂溶性维生素吸收障碍，导致营养不良或生长发育迟缓。

（二）筛查

1. 粪便比色卡　异常粪便颜色包括白陶土色至浅黄色，正常粪便颜色包括黄色至绿色。患儿出现粪便颜色异常的时间存在差异，但粪卡筛查能够提醒患儿家长及时就医，及早确诊，可以使胆道闭锁行肝门肠吻合术手术日龄提前，提高自体肝生存率。

2. 超声筛查　可用于胆道闭锁早期筛查。胆囊形态不规则、囊壁僵硬而毛糙、厚度不均、收缩功能改变可作为筛查指标。

3. 胆红素筛查　经皮胆红素测定属无创操作，其测出的胆红素值与血清胆红素水平呈直线相关，可对黄疸患儿做连续性动态观察，可用于观察黄疸患儿胆红素变化趋势。

（三）辅助检查

1. 肝功能检查　血清结合胆红素水平持续不变或进行性上升是诊断胆道闭锁最重要的实验室检查项目。若结合胆红素水平占总胆红素的 50% 以上，伴有 γ-谷氨酰转肽酶（γ-GT）水平持续增高时，应高度怀疑胆道梗阻。

2. 超声检查　可以反复使用，为非侵入性，经济性较高。若显示肝门纤维斑块、胆囊形态改变、肝包膜下血流信号增多、肝动脉直径宽、肝弹性数值高时，应高度怀疑胆道闭锁。

3.磁共振胰胆管成像　磁共振胰胆管成像结合薄层扫描各角度观察均未见肝外胆管显示，或见到不连续肝外胆管结构应考虑胆道梗阻，但假阳性率较高。

4.其他影像学检查　放射性核素肝胆动态显像、十二指肠引流液检查、磁共振胰胆管成像、内镜逆行胰胆管造影术有助于诊断，但不作为常规胆道闭锁确诊检查项目。

5.肝组织病理检查　肝组织病理检查应在出生后6周以后进行，组织取样方式分为术前肝活体组织检查和术中肝活体组织检查。胆道闭锁患儿肝组织切片镜下可见：胆管增生、胆栓形成、胆汁淤积、门管区炎症细胞浸润、门管区纤维化及桥接坏死、胆管板发育异常等。肝活检可作为胆道闭锁的辅助诊断及鉴别诊断方法。

6.腹腔镜探查及术中胆管造影　胆汁淤积的患儿，常规检查不能确诊时，应尽早进行探查术。手术探查及术中胆道造影是最终确诊的方法。

【治疗要点】

及时诊断、尽早手术对胆道闭锁的疗效至关重要。胆道闭锁最好于出生后60d内手术，超过90d患儿肝损伤已不可逆转，肝硬化进展迅速，手术效果降低。对于大于120d患儿手术效果更差，多数主张等待肝移植。

（一）肝门肠吻合术

是胆道闭锁的首选手术方法，可能使患儿痊愈，或者为肝移植赢得宝贵的时间。

1.术前准备　腹部外科常规准备，给予维生素K

并进行肠道准备。

2. 手术操作 肝门空肠 R-Y 吻合术，关键是要彻底摘除肝门纤维块，创面止血慎用电凝。

3. 术后处理 吸氧、输液、胃肠减压，常规应用利胆药、糖皮质激素和抗生素。术后激素使用可以改善毛细胆管水肿，具有抗炎作用；术后使用第三代头孢进行抗感染治疗；使用熊去氧胆酸来改善胆汁排放状况；术后可使用保肝药，补充脂肪酸及维生素。

4. 术后胆管炎 ①诊断标准：无其他部位感染的发热（＞38.5℃）、进行性黄疸加重、粪便颜色变浅、感染指标升高。②治疗：应做血液细菌培养，使用敏感性高的抗生素。经验用药可静脉滴注第三代头孢联合甲硝唑，或者用碳青霉烯类抗生素联合丙种球蛋白。对于反复发作胆管炎的患儿，应做超声检查明确是否有肝门部胆汁湖形成或发生肝内囊肿。

5. 术后并发症 ①术后肝内胆管扩张或囊肿，可伴肝内胆管结石形成，表现为黄疸或胆管炎反复发作，可行经皮经肝胆管引流术；②自体肝长期生存者，出现食管胃底静脉曲张时，建议做胃镜检查，结扎或硬化剂治疗扩张的静脉；③胆道闭锁引发的肝功能不全，患儿可能发生肝肺综合征，建议长期监测动脉血氧饱和度；④术后肝肿瘤偶有报道，如肝细胞癌和胆管细胞癌。可定期检测血液甲胎蛋白及定期肝胆超声检查便于早期发现。

6. 随访 复查血常规、肝功能、超声。胆道闭锁患儿行肝门肠吻合术术后应形成定期随访机制。

（二）肝移植

肝移植是对于晚期病例和行肝门肠吻合术失败病例的方法。经肝门肠吻合手术后约有 50% 以上的患儿出现反复术后感染，6 年生存率也仅为 30%～60%。随着肝移植的开展，胆道闭锁的预后得到极大的改善。

1. 胆道闭锁行肝门肠吻合术后肝移植手术的适应证为失代偿期肝硬化、肝功能衰竭、门静脉高压导致的反复消化道出血，以及慢性肝病导致的生长发育迟缓、瘙痒症、肝肺综合征、反复发作的胆管炎。

2. 肝门肠吻合术后 3 个月，如果总胆红素＞100μmol/L，应迅速进行肝移植评估。

【预后】

胆道闭锁预后不良与以下因素有关：胆道闭锁类型、伴发畸形、手术时间晚、术后反复发作的胆管炎、严重肝纤维化。肝移植的成功明显改善了预后，婴幼儿的肝移植技术预后很好，远期生长发育非常接近正常儿童。

（王大佳）

第二节　胆总管囊肿

【概述】

胆总管囊肿（choledochal cyst，CC）也称为先天性胆管扩张症（congenital biliary dilatation，CBD），是小儿常见的一种先天性胆道疾病，是以胆总管的一部分呈囊状或梭状扩张，有时可伴有肝内胆管扩张的一种先天畸形。以腹痛、腹部肿块、黄疸等为主要临床表现。本病一经诊断均需及早手术，以解除症状，避免胆汁淤积性黄疸所导致的胆汁性肝硬化、癌变、穿孔等严重并发症。

【病因及病理】

本病为先天性胆道发育畸形，确切病因尚不清楚，病因学说很多：胰胆管合流异常，导致胰液向胆道反流，最终导致胆管扩张；胆管发育不良；胆总管远端神经肌肉发育不良；病毒感染；遗传因素等多种因素合并致病学说。临床上囊肿型与梭状型之间，其病理改变并不完全一致。因此认为其病因可能是由多种因素引起的先天性发育畸形。

病理与分型：Ⅰ型，胆总管囊性扩张，为常见类型，囊肿可分为球状或梭状；Ⅱ型，胆总管憩室型，少见；Ⅲ型，胆总管末端囊肿脱垂，罕见；Ⅳ型，多发性扩张型，胆管扩张症同时合并肝内胆管扩张；Ⅴ型，单纯肝内胆管扩张。目前多数作者认为第Ⅴ型其实是一独立的疾病（Caroli 病）。

【诊断要点】

（一）临床表现

腹痛、黄疸和腹部肿块为本病的 3 个典型症状，临床上常以其中 1～2 种症状就诊。

1.腹痛　多发生于右上腹部，疼痛性质和程度不一，可表现为持续性或间歇性的钝痛、胀痛，严重者出现绞痛。胆总管穿孔时腹痛突然加重并伴腹膜炎体征。

2.黄疸　轻者可无黄疸，随着感染和疼痛发作后出现黄疸。间歇性黄疸为其特征之一。黄疸出现和加深说明胆总管远端梗阻，当炎症减退，黄疸可缓解或消退。

3.腹部肿块　多位于右上腹部或腹部右侧，有一囊性感光滑肿块，上界多被肝边缘所覆盖，大小不一。可有轻重不一的触痛。梭状型胆管扩张症则多不会触及腹部肿块。

4.其他　合并急性胆道感染时可有发热和呕吐。出现黄疸时粪便颜色变淡。

5.囊肿穿孔　出现剧烈腹痛、呕吐、腹肌强直、腹水和胆汁性腹膜炎表现。

（二）辅助检查

1. B 超检查　可见肝下方界线清楚的低回声区，可确定囊肿的大小、胆管远端的狭窄程度，并可知肝内胆管扩张的程度和范围及是否合并胆管结石。

2. 实验室检查

（1）白细胞计数升高，中性粒细胞百分比升高提示有炎症、胆道感染的发生。

（2）C 反应蛋白（CRP）持续性升高常提示并发症的发生，如胆道感染等。

（3）血、尿淀粉酶升高要考虑急性胰腺炎的可能。但由于胰胆管合流异常存在，胰液可反流入胆管，经毛细胆管及静脉窦进入血液循环，往往并非真性胰腺炎。

（4）可合并不同程度的肝功能不良，如碱性磷酸酶、转氨酶升高，在缓解时可恢复正常。

3. 腹部 CT　可明确肝内、肝外胆管有无扩张及扩张部位、程度及形态、位置；胆总管远端狭窄的程度，以及有无肝内胆管扩张，其形态及部位。

4. 磁共振胰胆管成像技术（magnetic resonance cholangiopancreatography，MRCP）　利用磁共振的特殊成像技术获得清晰的胰胆管成像效果，甚至可明确地判断是否合并胰胆管合流异常。

5. 内镜逆行胰胆管造影术（endoscopic retrograde cholangiopancreatography，ERCP）　可显示胰胆管全貌，对胰胆管合流异常清晰显影，检查时需全身麻醉，儿童术前较少采用。

6. 术中胆道造影　了解肝内胆道及胆总管远端和胰胆管合流异常的病理形态。因部分肝内胆管的囊性扩张或狭窄，术中胆道造影可指导手术。

【治疗要点】

（一）先天性胆管扩张症手术适应证和手术时机

1.囊肿型及明显扩张的梭状型，一经明确诊断后，应适当术前准备，及时手术。

2.急性发作期，经禁食、解痉、抗炎等处理缓解后3个月左右进行根治手术。采取以上措施治疗1周仍无法缓解，根据术中炎症、水肿情况行根治术或急诊外引流术。

3.合并胆道穿孔时，须快速补液，纠正水、电解质紊乱后行急诊剖腹探查术。如果能够找到穿孔部位，可以自穿孔部位置管行胆总管外引流；如果无法发现具体穿孔部位，可以仅行腹腔引流，3个月后再行根治术；如果穿孔刚刚发生，且囊肿壁炎症较轻、一般情况较好，也可行一期根治术。

（二）胆总管囊肿外科手术原则

1.尽可能在符合生理要求的前提下，进行肠管与近端胆道的吻合，解除梗阻，恢复胆汁流出通畅。

2.切除扩张的胆总管与胆囊，排除今后可能的胆道癌变的问题。

3.进行胰胆分流，解决胰胆管合流异常的问题。

4.了解并解决存在的肝内胆管扩张或狭窄及肝内胆管结石的问题。

5.了解并解决胰胆管共同通道可能存在的蛋白栓问题。

（三）胆总管囊肿手术方法

1.胆总管囊肿外引流手术：适用于严重胆道感染、短期非手术治疗无法控制、症状严重、一般情况较差的患儿。

2. 扩张胆总管、胆囊切除，胰胆分流、胆道重建术：是治疗本病首选的术式。

3. 经腹腔镜行胆总管囊肿切除术，肝管空肠 Roux-Y 吻合术。

（四）胆总管囊肿术后并发症

近期并发症有术后出血、胆瘘、肠瘘、粘连性肠梗阻和上行性胆管炎等。晚期并发症有胆管肠管吻合口狭窄及肝内胆管结石、扩张和癌变，以及胰腺病变等。

【预后】

胆总管囊肿经扩张胆总管、胆囊切除，胰胆分流、胆道重建术后一般预后好。

（王大佳）

第三节　Alagille 综合征

【概述】

Alagille 综合征（Alagille syndrome，AGS）是具有表型特征的慢性胆汁淤积的最常见原因，是一种累及多器官的罕见的常染色体显性遗传病。受损器官或部位包括肝、心脏、骨骼、眼、面部、肾、血管和皮肤。AGS 产生的原因是配体 JAG1 或受体 Notch2 突变导致 Notch 信号通路缺陷，从而引起机体多个系统和器官的损害，其典型病理表现为肝内胆管稀疏。传统上，存在肝内胆管稀疏和 3 种以上主要临床表现即可确诊 Alagille 综合征。随病情进展可出现肝硬化失代偿、严重慢性胆汁淤积导致的反复瘙痒、严重生长发育迟缓、反复骨折等。肝移植是目前治疗 AGS 的唯一有效方式。

【病因及发病机制】

Alagille 综合征（OMIM：118450）是一种累及多系

统的常染色体显性遗传病，与 *JAG1*（OMIM：601920）
和 *Notch2* 基因（OMIM：600275）变异有关，90％以
上的 Alagille 综合征是由 *JAG1* 基因变异引起。*JAG1* 基
因编码的 JAGGED1 蛋白是 Notch 信号通道的细胞表面
配体，与 Notch 受体结合并相互作用启动下游信号转录，
从而影响细胞的增殖与分化。

　　AGS 的临床表现非常不一致，可以是亚临床的，
也可以是致死性的。唯一可信的预测死亡的指标是在诊
断时存在复杂性心脏病，但不能预测是否进展到终末期
肝病。目前还没有发现基于基因变异的部位和类型的不
同而出现表型不同的明确证据。

【诊断要点】

　（一）Alagille 综合征的诊断标准

　1. 临床诊断的确立依赖于综合的判断　经典的诊断
标准为肝活体组织检查有肝内小叶间胆管数量减少或缺
如，并具有至少包括慢性胆汁淤积、心脏杂音、蝶状椎
骨、角膜后胚胎环和特殊面容 5 个主要临床表现的其中
3 个，并排除其他可能原因。

　2. 现在肾异常也列为主要异常之一　如果肝活体组
织检查不表现为肝内小叶间胆管数量减少或缺如，或由
于某些成年轻症患者并未进行肝活体组织检查，修订的
诊断标准认为符合 4 个或以上主要标准也可诊断。如果
已知有 *JAGGED1* 基因突变或阳性家族史时，2 个主要
标准通常可确诊。

　（二）肝病理

　　肝活体组织检查发现小叶间胆管减少或缺如曾被认
为是 Alagille 综合征最重要的恒定的特征。然而，近年
来研究发现，有些患儿在婴儿早期可无小叶间胆管消失
或减少，其小叶间胆管消失是在出生后逐渐发生的。有

些病例可表现为门管区的减少，部分病例门管区可有炎症细胞浸润，早期纤维化常不明显。

（三）临床表现

Alagille 综合征表型有高度变异性，可累及多个器官，临床上以肝、心脏、骨骼、眼异常及特殊面容表现最常见。

1. 肝　表现为不同程度的胆汁淤积、黄疸、瘙痒、肝大；高脂血症；胆红素和胆汁酸升高；血中转氨酶水平也不同程度地升高；凝血功能障碍常见，继发于维生素 K 缺乏。肝病严重程度是影响患儿预后的主要原因。

2. 心脏　90% 的 Alagille 综合征患儿有先天性心脏病，最常见的侵犯部位是肺血管系统（包括肺动脉瓣、肺动脉或其分支），肺小动脉狭窄是最常见的特征，最多见的联合心脏畸形是法洛四联症，占 7% ～ 16%。

3. 骨骼　最常见的是蝶状椎骨，见于 33% ～ 87% 的患儿。骨骼的异常通常不出现临床症状，可在 X 线检查时发现。患儿可发生严重的代谢性骨病、骨质疏松症及病理性骨折等。

4. 眼　眼部异常涉及角膜、虹膜、视网膜及视盘等，很少出现临床症状。角膜后胚胎环指凸出中心位的 Schwalbe 环，是最具有特征性的眼部改变，常出现在角膜内皮和色素层小梁组织的交界处，可见于 56% ～ 95% 的患儿。

5. 面部　面部异常为前额突出、眼深凹伴眼间距增宽、尖下颌、鞍形鼻并前端肥大等。特殊面容可能早在婴儿期即已存在，小婴儿以前额突出和耳发育不良多见，随着年龄增长，其他各项特征逐渐突出。

6. 其他　主要涉及肾、胰腺、气管或支气管、空肠、回肠和脑血管等的一些异常。也可有体格和精神发育障碍、大运动发育迟缓及异常的视觉、听力和其他体觉异常，以及肌力减退和震颤等，但多随强化营养或肝移植而改善，提示这些改变可能是继发性的。

【治疗要点】

1. 目前尚无特异的治疗手段，主要是支持治疗和对症处理　由于该病有多系统受累，因此良好的管理需要多学科的专家参与。

2. 肝病方面　包括胆汁淤积及其并发症的治疗。如脂溶性维生素缺乏，常规补充脂溶性维生素，一般维生素 A、维生素 D、维生素 E 和维生素 K 可采用口服补充。维生素 D 和维生素 E 的营养状态可通过血药浓度检测，维生素 K 的营养状态通过测定凝血酶原时间检测。利胆药可选用熊去氧胆酸，$20 \sim 30mg/$（kg·d），分次口服。须定期监测肝功能变化，必要时肝移植。

3. 瘙痒的管理　包括皮肤护理、减少搔抓等。可选用的药物包括苯巴比妥或考来烯胺。有些患儿瘙痒不能忍受，严重影响生活质量，需要肝移植。

4. 肝移植　严重的长期胆汁淤积患儿中，对年龄大于 1 岁、营养不良、生长缓慢、毁容性黄瘤、进行性门管区纤维化和肝硬化或出现相关并发症者，可以考虑肝移植。

【预后】

对儿童生长的预后与营养不良的程度和持续时间有关，纠正营养不良可以使得生长恢复。长期预后与下列因素有关：①早期胆汁淤积的严重程度和持续时间，特别是儿童早期继发营养不良和感染性并发症；②心血管异常的严重程度和复杂性，可以导致早期死亡（15%）；③肝的状态，因为长期胆汁淤积的患儿中，肝状况差可以导致门静脉高压和肝衰竭。

（王大佳）

第四节 Caroli 综合征

【概述】

Caroli 综合征（Caroli syndrome）是 Caroli 病的一种最常见类型。Caroli 病是指先天性肝内胆管扩张，一般为多发性。目前认为 Caroli 病分为两种类型，一种为单纯肝内多发性胆管扩张，称为单纯型；另一种更为常见，除胆管扩张外，同时伴有先天性肝纤维化（congenital hepatic fibrosis，CHF），称为 Caroli 综合征。肝内胆管扩张为节段性囊样改变，胆囊及肝外胆管一般正常。Caroli 综合征多从幼儿期发病，出现肝脾大、脾功能亢进的表现，部分患儿还伴有多发性肾囊性变性。

【病因及发病机制】

Caroli 综合征为肝内胆管先天性发育异常，机制不清，可能与胆总管囊肿类似，为管壁结构异常及胆道梗阻所致的管内高压力。Caroli 综合征患儿的每一个扩张胆管均与外周大胆管相通。本病因伴有先天性肝纤维化，多出现门静脉高压的表现。扩张的肝内胆管导致胆汁引流异常，易继发感染和形成结石，并出现相应的临床表现。Caroli 综合征患儿发生胆管癌的概率大于一般人群，可能与胆管上皮长期慢性损伤及炎症刺激有关。

【诊断要点】

由于本病临床表现多不典型，因此，对肝内多发性囊肿，特别是原因不明的寒战、发热和经常出现黄疸者应考虑本病的可能。诊断主要是通过影像学检查技术，发现肝内有多发性与胆道相通的胆管囊状扩张性病变，临床上通常可以确诊。肝活体组织检查有特征性病理改变，对鉴别 Caroli 病与 Caroli 综合征非常重要，但并非诊断所必需的检查。

（一）临床表现

1. Caroli 综合征的临床表现可出现于任何年龄段，多见于儿童及青少年，部分患儿长期无症状。

2. 早期的临床表现为肝大及腹痛，多呈胆绞痛样，并发细菌性胆管炎时出现发热及间歇性黄疸，黄疸程度一般较轻。

3. 因患儿伴有肝纤维化，除有肝脾大外，会逐渐出现门静脉高压的表现，临床上因脾功能亢进导致出血、贫血也不少见，部分患儿以食管 - 胃底静脉曲张破裂出血及黑粪起病。

4. 体格检查时有肝脾大，在肋下可触及，一般无压痛；腹水形成时，腹部移动性浊音阳性；并发肾囊肿的患儿有时可在上腹部肾区扪及包块，固定，无压痛，表面光滑。

（二）实验室检查

1. 血常规　脾功能亢进时白细胞计数和血小板计数均可减少，食管静脉曲张破裂出血可致贫血，胆管炎发作时白细胞计数和中性粒细胞计数则升高。

2. 肝功能检查　由于肝具有强大的生物转化和储备功能，疾病早期除碱性磷酸酶和 γ - 谷氨酰转肽酶轻度升高以外，其他指标多正常。但是胆管炎、胆管结石和胆道梗阻的多次发作，对肝均造成反复打击，引起肝慢性损伤进而影响肝功能，常表现为转氨酶增高，碱性磷酸酶明显上升，随着疾病的进展，甚至出现严重的低蛋白血症。由于肝功能异常和（或）胆汁淤积，维生素 K吸收不良可引起凝血酶原时间延长。

3. 肾功能检查 由于患儿常伴有海绵肾，可致血尿素氮和血肌酐常增高，后者也反映了患儿肾受牵连的程度。

（三）影像学检查

1. 超声 对诊断 Caroli 综合征有很高的价值。超声影像显示肝内胆管呈囊状、葡萄状或串珠状无回声暗区，边界清晰，后壁回声增强。特异性表现为囊状管腔内有球状凸起，有桥自胆管壁伸入管腔内，肝门静脉小分支部分或全部被扩张的胆管包绕，形成"中心点征"。囊肿之间可见正常胆管声像图，若发现肝内胆管囊肿内合并有结石，则有确诊价值。

2. CT 显示肝内胆管有囊状扩张，并可清晰显示胆管扩张的部位、范围、形态、大小及是否合并结石。肝内有多个水样密度囊性病变，囊肿间或其边缘可见与囊肿相通的轻微扩张的细小胆管。此种不成比例的胆管扩张及与正常胆管相间的特点是鉴别本病与继发性阻塞性肝内胆管扩张的关键，后者表现为由肝门向末梢逐渐变细的成比例扩张。CT 扫描亦可见到特征性影像"中心点征"。

3. MRCP 胆管和胰管内相对静止的液体表现为高信号；实质性器官表现为低信号；流动的血液因为流空效应而无信号。因此，MRCP 无须造影剂就可以清晰地显示胰胆管系统的形态结构，可显示肝内胆管扩张的部位、大小及有无结石存在，且可重建为三维结构图像以便于观察全貌，应同时注意有无并发肾囊肿。

（四）肝活体组织检查

行肝活体组织检查时，如果标本太小，难以与多囊肝相鉴别，二者囊壁上均覆盖有一层胆管上皮细胞。标本较大时，Caroli 综合征病理表现为：成熟的纤维组织中包含有扩张的小胆管，同时伴有门管区周围的纤维化表现。

【治疗要点】

到目前为止，对 Caroli 病的治疗仍然是一大难题，其最佳治疗方案仍有争论。一般认为，无胆道梗阻或胆管炎者可随访观察；症状轻微者宜首选药物治疗；难以控制的复发性胆管炎可以手术治疗。Caroli 综合征的基本治疗原则是早期诊断、支持治疗、防治胆管炎及对门静脉高压并发症的对症治疗。

（一）药物治疗

1. 抗生素主要用于胆管炎和败血症的治疗，预防性使用抗生素能否预防胆管炎尚无定论，但明确诊断后可以相对较长时间地应用广谱抗生素。对无法完全控制的复发性胆管炎患儿只有转为手术治疗。

2. 熊去氧胆酸 [10 ～ 20mg/（kg•d）] 治疗胆汁淤积，能够增加胆汁流量和脂溶性维生素的吸收。应用利胆与解毒中药可以缓解症状或延长发作间期，但有时效果并不满意。

3. Caroli 综合征患儿可能伴有门静脉高压，甚至发生食管 - 胃底静脉曲张破裂出血，建议对 CHF 患儿进行内镜筛查。

（二）手术治疗

由于绝大部分 Caroli 病患儿病变广泛，外科治疗存在很大困难，临床上也并非所有患儿均需要或能有效地实施手术治疗。因此，手术治疗的目的应以治疗并发症为主，根治性手术一般只用于局限性病变。

（三）肝移植

两个肝叶广泛受损伴有进行性肝功能失代偿和门静脉高压者、难治性胆管炎患儿可接受肝移植术。儿童进行肝和肾联合移植的指征包括：伴有肾衰竭、复发性胆管炎或难治性门静脉高压症之一者。对于药物和手术规范治疗无效的患儿,肝移植是本病唯一有效的最终选择。

【预后】

Caroli 综合征的预后与疾病本身的严重程度、门静脉高压和肾受累等密切相关。复发性胆管炎、胆管结石和胆道梗阻患儿可因难以控制的感染而死亡;肝纤维化引起的肝衰竭或门静脉高压增加患儿病死率;胆管癌变也影响患儿的预后。

（王大佳）

第五节　胆汁黏稠综合征

【概述】

胆汁黏稠综合征是由于某些原因引起新生儿及婴儿胆汁浓缩黏稠,造成胆汁栓淤积于胆道系统内,部分或全部肝外胆管被黏稠的胆汁所堵塞,以致胆汁排出不畅,表现为胆汁淤积性黄疸。本病又被称为新生儿胆栓淤积症或新生儿阻塞性肝炎,是引起新生儿及婴儿胆汁淤积性黄疸的常见原因之一。

【病因及发病机制】

（一）新生儿溶血

各种类型的先天性溶血性疾病,导致非结合胆红素升高,部分患儿结合胆红素也会升高,进而出现胆汁淤积性黄疸。长时间的胆道梗阻、严重的胆汁淤积将加重肝功能的损害,甚至导致胆汁性肝硬化。

（二）感染性因素

当肝及胆管内发生严重感染时,胆汁黏稠、浓缩,同时造成胆汁的溶解能力降低,从而造成肝外胆道梗阻，而胆道的梗阻又可促进感染的发生。如此相互促进的最终结果是逐渐在胆道内形成胆泥，继而生成肝内肝外胆管结石。

（三）其他

对新生儿及婴儿使用不恰当的完全肠外营养可以引起浓缩胆栓综合征，属于肝分泌性梗阻。婴儿期的严重脱水也会促进本病的发生。

【诊断要点】

（一）临床表现

1. 黄疸　黄疸出现过早或持续时间过长，往往是新生儿溶血及新生儿肝炎的表现。严重的溶血或严重感染时，患儿出现黄疸的时间多为出生后 2d 之内，黄疸程度明显重于生理性黄疸。当病情进展，胆汁浓缩形成胆栓，部分或完全堵塞肝外胆管后，尿色加深，并出现淡黄色或陶土色粪便。发生胆汁淤积性黄疸时往往伴有皮肤瘙痒，患儿躯干及四肢可见抓痕。

2. 贫血及营养不良　溶血性贫血多在出生后 1～2 周逐渐加重，且与黄疸的程度不成比例，严重溶血时，患儿出现贫血症状。同时，由于胆汁淤积，肠道内缺乏胆盐，脂肪酸及脂溶性维生素无法正常吸收，患儿可出现脂肪泻、体重不增。因此，本病患儿多有营养不良。

3. 肝脾大　早期的肝脾大多由溶血引起，肿大的程度往往较轻，肝质地软；病程后期的肝大是由长期胆汁淤积性黄疸引起的，肝质地硬，同时部分患儿伴有脾大。

（二）实验室检查

1. 实验室检查　血总胆红素升高明显，常以结合胆红素升高为主；继发于严重溶血者以未结合胆红素升高为主。转氨酶及碱性磷酸酶常有升高。长期营养不良的患儿多有低蛋白血症。

2. 溶血性贫血相关检查 继发于溶血性贫血的患儿，除红细胞及血红蛋白下降外，网织红细胞增高，库姆斯试验为阳性，母婴血型不合。

（三）影像学检查

1. B超及CT检查 显示肝外胆管不易分辨，肝内胆管没有明显的扩张，伴肝回声弥漫性增强，肝门部淋巴结肿大，有时可以见到胆囊，常见胆囊壁增厚及胆囊中淤积的胆泥或结石。磁共振胰胆管造影（MRCP）能清晰显示肝外胆管，有助于排除胆道闭锁。

2. 放射性核素检查 通过胆汁排泄功能的改变判断肝外胆道的梗阻程度，本病相当一部分患儿可能没有胆汁分泌。经十二指肠逆行胰胆管造影术（ERCP）主要用于了解胆管及胆胰管汇合处的通畅情况。目前这两种方法对于新生儿及小婴儿不作为常规应用。

（四）腹腔镜检查

腹腔镜检查已经应用于婴儿胆汁淤积性黄疸的检查，腹腔镜下可以观察到肝的颜色、大小及形态，胆囊的大小及充盈与否，通过胆囊置管，直接获得肝内、肝外胆管影像而确定诊断。同时，对本病可通过留置管行术后胆道冲洗。

【治疗要点】

（一）内科治疗

1. 自愈情况 症状较轻的患儿，有非钙化的胆泥或细小的胆管结石时，约1/3的患儿不需要特殊治疗就可以自愈。

2. 重症患儿 首先需要进行内科治疗，包括抗炎、利胆退黄、营养支持等治疗。应用肾上腺皮质激素类药物可以改善胆汁淤积及促进黄疸的消退。当没有明显的胆管结石形成的时候，使用熊去氧胆酸 [20mg/（kg•d）]

及苯巴比妥 [5～10mg/（kg·d）] 能够减轻胆管病变，促进胆汁分泌，降低血胆红素水平及胆汁中胆固醇水平，并促进脂溶性维生素的吸收。

（二）外科治疗

1. 外科干预指征

（1）确诊为浓缩胆栓综合征后，患儿不能自愈；或者给予内科治疗 2 周以上，临床症状没有明显缓解甚至加重。

（2）无法与胆道闭锁相鉴别时，需要积极进行手术探查。

2. 手术方式

（1）胆囊造瘘胆道冲洗术：术后从胆囊造瘘管进行胆道冲洗（20ml 生理盐水＋2mg 地塞米松），并给予抗生素、利胆药、激素进行治疗，部分患儿可于术后 3～5d 黄疸消退，粪便颜色变黄，肝功能好转。在黄疸消退之后，可停止冲洗，一般在术后 2～4 周拔除胆囊造瘘管。

（2）腹腔镜下胆囊造瘘胆道冲洗术：腹腔镜手术中应特别注意，右侧肋缘下 1.5cm 的 Trocar 应在腹腔镜直视下用手指按压腹壁以确定最接近胆囊底部的位置，使得胆囊能够更容易地从套管处扩大的切口提出腹腔外进行造瘘操作。

【预后】

本病如能早期确诊，及时行胆道冲洗手术，绝大多数患儿在 1～2 个月后黄疸消退，肝功能恢复正常。近年来亲体肝移植已被用于治疗由浓缩胆栓综合征发展成的不可逆的胆汁性肝硬化，有效地改善了小儿终末期肝病的预后。

（王大佳）

第六节　新生儿硬化性胆管炎

【概述】

新生儿硬化性胆管炎（neonatal sclerosing cholangitis, NSC）是一种以肝内、肝外胆管炎症和闭塞性纤维化，导致多灶性胆管狭窄为特征的疾病，临床表现为新生儿期起病的胆汁淤积，预后不良，最终多进展为肝衰竭。

【病因及发病机制】

发病机制尚不明确，为罕见常染色体隐性遗传病。目前报道 *CLDN1* 和 *DCDC2* 基因突变与 NCS 相关。

【诊断要点】

（一）临床表现

1.临床症状类似于胆道闭锁，包括黄疸迁延不退、尿色深黄、粪便呈白陶土色。1 岁后黄疸可消退，但易反复，儿童期出现肝脾大。

2.常伴有肝外症状。如 *CLDN1* 基因突变可出现瘢痕性脱发、鱼鳞病，又称为新生儿鱼鳞病 - 硬化性胆管炎（neonatal ichthyosis and sclerosing cholangitis, NISCH），部分患儿可出现牙齿发育缺陷，如少牙、牙釉质发育不良等。*DCDC2* 基因突变患儿多伴有读写障碍、耳聋和肾发育不良。

（二）相关检查

1.实验室检查　早期血总胆红素、结合胆红素及 γ- 谷氨酰转移酶升高，至 1 岁时胆红素水平可降至正常，而以血清转氨酶、碱性磷酸酶和 γ- 谷氨酰转移酶升高为主。

2.影像学检查　磁共振胰胆管成像（MRCP）可见肝内和（或）肝外胆管多灶性狭窄，无胆道闭锁（需与胆道闭锁相鉴别）。

3.肝活体组织检查　广泛的门管区纤维化伴胆管炎。

【治疗要点】

1.内科治疗　无有效治疗药物，可参考成人硬化性胆管炎的治疗，使用熊去氧胆酸 [20mg/（kg·d），分2次口服]，但目前尚无可靠临床对照研究证实该药在NSC 治疗中的安全性及有效性。

2.手术治疗　当胆道造影发现肝外胆管狭窄较重，而肝内胆管无异常或轻度异常时，可建议采用外科手术进行腔内扩张和胆道引流。

3.肝移植　肝移植是该类患儿的首选治疗方法。

【预后】

预后较差，药物及手术治疗效果不佳，常不可避免地进展为继发性胆汁淤积型肝硬化及肝衰竭，最终依赖肝移植，但部分患儿可复发。

（王英杰　王　忻）

第8章

肿瘤性疾病

第一节　新生儿白血病

【概述】

白血病（leukemia）是造血系统的恶性增殖性疾病，其特点为造血组织中某一血细胞系统恶性增殖，进入血流并浸润各组织器官，引起一系列临床表现。新生儿白血病（neonatal leukemia）目前归入先天性白血病（congenital leukemia，CL），是指出生时或新生儿期出现明显症状和体征的白血病，是新生儿期的恶性肿瘤，属于罕见类型的白血病，年发病率为存活新生儿的 4.7/1 000 000。患儿出生后血常规即可出现明显异常，白细胞可显著增高，甚至大于 $100 \times 10^9/L$，血红蛋白降低或进行性下降，可小于 70g/L，血小板正常或下降，外周血涂片可见到大量突破髓血屏障的原始及幼稚细胞。新生儿白血病的形态学分类以急性髓细胞性白血病（AML）多见，占 70%～80%，急性淋巴细胞白血病（ALL）较少，二者比例为（2～4）：1。亦可见到一些少见类型的白血病，如红白血病、嗜碱粒细胞白血病等，也有分类不明型白血病。目前认为 *MLL* 基因表达在新生儿白血病中起重要作用。新生儿白血病也有自然缓解的报道，但整体预后不良。

【病因及发病机制】

尚不清楚。一般认为与遗传因素、子宫内环境因素及新生儿的特殊体质有关。

1. **染色体异常与先天畸形**　约50%的新生儿白血病有染色体异常，如唐氏综合征、特纳综合征、9-三体综合征及13-三体综合征等。新生儿白血病在唐氏综合征的发病率明显高于正常人群，5%～10%的患有唐氏综合征的新生儿中可有一过性的骨髓增生异常（transient abnormal myelopoiesis，TAM），表现与白血病极其相似，也被称为一过性白血病（transient leukemia）。80%左右的新生儿TAM在3个月内可自然缓解，15%～30%的TAM无自发缓解，在5岁以内进展为急性髓细胞性白血病，即为伴唐氏综合征的髓性白血病（myeloid leukemia of down syndrome，ML-DS）。

2. **基因异常**　11q23的易位或缺失可引起 *MLL* 基因重排，以及 *STAG2*、*EZH2* 等基因突变。TAM患儿均伴有 *GATA1* 基因突变。*IgH CJ* 基因扩增、重排也提示预后不良。

3. **遗传因素**　家族中有白血病或肿瘤发病者。在同卵双胎中有明显的遗传倾向，一人发病，则另一人会有25%的概率发病。双卵双胎及同胞中发生白血病的概率比一般儿童高2～4倍。

4. **环境因素**　妊娠期母亲或新生儿受到放射线照射或与服用某些药物可能相关，母亲妊娠期暴露于非常低频的磁场也会增加新生儿患白血病的危险性。

5. **病毒感染**　母亲EB病毒感染的再活化可能与新生儿白血病相关。

6. **性别差异**　有资料显示患病男性多于女性。

【诊断要点】

根据临床表现、血常规及骨髓完整的形态学 - 免疫学 - 细胞遗传学 - 分子生物学（morphology-immunophenotype-cytogenetics-molecular biology，MICM）分型即可做出诊断。

（一）临床表现

出生时即有症状，可有一般状态差、发热、嗜睡、体重不增、喂养困难、呼吸急促等表现。

1. 贫血　出生后即出现贫血及皮肤、皮肤、黏膜苍白或进行性贫血。

2. 出血　皮肤、黏膜出现出血点或紫癜，以及脐带出血、消化道出血、肺出血及颅内出血等。

3. 感染　易合并新生儿肺炎、新生儿败血症等。

4. 浸润　通常浸润表现明显。

（1）皮肤浸润多见，20% ~ 40% 的患儿有皮下浸润的表现，出现白血病皮肤结节或肿块，或者出血性皮损；其次为丘疹、红斑、湿疹或疱疹样损害，AML 可见绿色瘤。

（2）肝脾大明显，可伴有黄疸，淋巴结肿大少见。

（3）早期即可通过脑脊液流式细胞术检测到白血病细胞，证实有中枢神经系统白血病，男性新生儿亦可并发睾丸白血病。

（4）可有胎儿或新生儿水肿。

（5）病情进展迅速，化疗反应差。

（二）诊断要点

1. 血液或骨髓中出现大量髓细胞系或淋巴细胞系幼稚细胞。

2. 有髓外浸润的表现。

3. 排除类白血病反应。

（三）鉴别诊断

1. 新生儿类白血病反应　先天性感染、新生儿细菌感染及新生儿溶血性疾病等可呈类白血病反应，表现为外周血白细胞数可显著增高，甚至可大于 $50 \times 10^9/L$，外周血可见中晚型幼稚细胞，可伴有发热及肝脾大。当原发疾病被控制后，血常规可恢复正常。

2. 神经母细胞瘤　可有类似于新生儿白血病的肝大、皮肤浸润及骨髓受累等表现，但原发部位肿瘤病灶、尿中香草扁桃酸（VMA）增加、N-Myc 基因扩增及骨髓涂片找到神经母细胞瘤细胞可进行鉴别。

【治疗要点】

1. 唐氏综合征患儿中有 TAM 表现者，有可以自然缓解的病例。对于发病时无贫血和血小板减少、骨髓内幼稚细胞小于 60%、巨核细胞不少者，或者细胞核型正常者，可给予密切观察。特别是无特殊面容的患儿，缓解后 21- 三体可消失。

2. 若病情发展或核型异常者可给予化学治疗，按白血病分型选择化疗方案，用药方案多采用单一药物或联合用药，但药量应按体重计算。应特别注意高白细胞者发生肿瘤溶解综合征的可能，以及血小板重度减少者的出血风险。新生儿白血病化疗耐受性差，缓解率低，易早期复发。缓解后患儿如有合适供者，可进行异基因造血干细胞移植。

【预后】

新生儿白血病恶性程度高，尤其存在 MLL 基因重排的 11q23 染色体畸变者，预后差，绝大多数生存期不超过婴儿期。患唐氏综合征的新生儿有一过性的骨髓增生异常，未经治疗可自愈，但日后仍有发生伴唐氏综合征的髓性白血病的可能。

（王　弘）

第二节 朗格汉斯细胞组织细胞增生症

【概述】

朗格汉斯细胞组织细胞增生症 (Langerhans cell histiocytosis, LCH),曾称为组织细胞增生症 X (histiocytosis X, HX),是一组由郎格罕细胞 (Langerhans cell, LC) 克隆性增生和聚集为特点的疾病。是儿童期最常见的组织细胞疾病,每年发病率为 3 ~ 5/1 000 000,男:女为 1:1 ~ 2:1。本病好发于骨、肺、肝、脾、骨髓、淋巴结和皮肤等部位,是一组临床表现高度异质性的疾病。1953 年的分型标准把该病分为莱特勒 - 西韦病 (Letterer-Siwe disease, LSD)、汉 - 许 - 克病 (Hand-Schüller-Christian disease, HSC) 及骨嗜酸细胞肉芽肿 (eosinophilic granuloma of bone, EGB);1997 年 WHO 将其分为局限性、全身性、惰性、进展性 LCH 及 LC 肉瘤;目前多使用单系统、多系统 LCH 分型。

【病因及发病机制】

1. 细胞起源　近期研究表明,LCH 起源于髓样树突细胞,而非表皮层郎格罕细胞,至少有部分 LCH 起源于造血祖细胞而不是单个核细胞或树突细胞。

2. RAS-RAF-MEK-ERK 信号通路异常激活　*BRAF* 为 RAS-RAF-MEK-ERK 信号通路中的关键基因,50% ~ 65% 的 LCH 儿童携带 *BRAF* 突变,其中绝大部分为 *BRAF-V600E* 突变,少数病例发生 *BRAF-V600DLAT*、*BRAF-T599A*、*BRAF-V600K* 突变。LCH 可通过上述基因突变致 RAS-RAF-MEK-ERK 信号通路异常激活,使下游的 MEK 和 ERK 持续磷酸化,细胞不断增殖,进而促进 LCH 形成。

【诊断要点】

1. **临床表现**　多样化，如发热、皮疹及肝、脾、淋巴结肿大，以及骨质损害、肺部浸润、迁延难治的中耳炎、尿崩症等，临床经过可有重叠。LSD 多发生在婴幼儿期，易发生感染及多脏器功能损害，进展快，发生脏器功能衰竭可危及生命。HSC 多发生在幼儿及学龄前儿童，以溶骨性损害、突眼及尿崩症为主要特点，易呈慢性过程。EGB 年长儿多见，易累及肋骨、颅骨、骨盆等扁骨或长骨，单一或多发骨损害，可发生肢体功能障碍。

2. **诊断标准**

(1) 临床表现 + 病变组织活检，进行组织学和免疫组织化学检查是确诊手段。

(2) 确诊关键是病变组织找到 LC 及 CD1a 和（或）Langerin（CD207）染色阳性。

(3) Langerin 阳性表达可以肯定伯贝克颗粒（Birbeck granule）的存在，所以电子显微镜下胞质内找到伯贝克颗粒（以往的诊断"金标准"）已不再使用。

3. **诊断流程**

(1) 临床表现是骨损害、皮疹及肝、脾、淋巴结肿大，以及尿崩症、反复肺炎、中耳炎等。

(2) 病变组织活检找到 LC。

(3) LC 及 CD1a 和（或）Langerin（CD207）染色阳性。

【治疗要点】

多系统 LCH 的治疗包括化疗、异基因造血干细胞移植及靶向药物治疗。

1. 根据病灶累及的系统器官数目及种类分为单系统 LCH、危险器官未受累的多系统 LCH 及危险器官受累的多系统 LCH。

2. 长春新碱（VCR）联合泼尼松（Pred）是主干药

物，其他包括 6- 巯基嘌呤（6-MP）、甲氨蝶呤（MTX）、依托泊苷（VP-16）等，疗程为 1 年，有骨骼损害者加用吲哚美辛。

3. 对于复发或难治 LCH，LCH-2005 方案采用克拉屈滨联合大剂量阿糖胞苷的治疗或选择造血干细胞移植。

4. 免疫治疗药物主要有环孢素 A、CD52 单克隆抗体、CD1a 单克隆抗体和沙利度胺等。

5. *BRAF V600E* 突变者可应用抑制药，如维罗非尼或达拉非尼。

【预后】

早期诱导治疗的反应与预后密切相关，治疗反应差的高危组患儿，预后极差。另外发病年龄大小、受累器官多少、器官功能损害程度也与预后相关。进展型莱特勒 - 西韦病可致死亡，汉 - 许 - 克病及骨嗜酸细胞肉芽肿多不致命。单一或多发骨损害患儿可有迁延反复者，留有尿崩症、骨缺损、骨发育不良等后遗症。多系统 LCH 的 5 年总生存率（overall survival，OS）为 84%，其中低危组 5 年 OS 接近 100%，但总体疾病再活化率达 27% 左右。

（王　弘）

第三节　神经母细胞瘤

【概述】

神经母细胞瘤（neuroblastoma，NB）是儿童最常见的颅外实体肿瘤，多起源于神经嵴细胞来源的交感肾上腺系统，占儿童恶性肿瘤的 6% ～ 10%，占肿瘤死亡儿童的 15%，是儿童致死率最高的肿瘤。我国患儿发病率约为 6/1 000 000，男多于女。NB 的临床表现具有较高的异质性，发病部位隐匿，肾上腺是最常见的原发部位,约 1% 的患儿找不到原发肿瘤,35% 的患儿 NB 在诊断时有淋巴结浸润,50% 的患儿有骨髓、肝或骨骼等部位的远处转移。NB 基本组织学类型包括神经母细胞瘤、节细胞性神经母细胞瘤及神经节细胞瘤。低危组尤其是年龄小于 1.5 岁的 NB 具有肿瘤自发消退逆转或体外诱导分化成熟的特点,而高危组 NB 恶性度高,仍然是 NB 治疗中的难点。*MYCN* 基因扩增是目前公认的 NB 预后不良的标志。

【病因及发病机制】

NB 可能是由神经嵴干细胞的异常分化导致,神经嵴干细胞的迁移路径均与 NB 的位置相同,包括肾上腺、肝、皮肤及少量骨髓。与遗传相关的胚系突变有 ALK 和 PHOX2B,更多的是染色体数量和质量异常,包括 1p、3p、4p 或 11q 缺失,以及 1q、2p 或 17q 获得等。目前发现与 NB 预后和分层相关的基因和分子包括:① *MYCN* 基因,*MYCN* 基因扩增与预后不良相关。② Trk 家族,TrkA 高表达与低龄化、低分期和良好生物学行为相关;TrkB 高表达与转移和不良生物学因素相关。③ DNA 倍性、超二倍体与预后良好相关,而二倍体或四倍体预后欠佳。④染色体大片段丢失或获得,11q 缺失预后不良。

【诊断要点】

(一)临床表现

发热、乏力、贫血、骨痛等,以及肿瘤压迫症状(如腹痛、Horner 综合征等)、肿瘤浸润及转移症状、儿茶酚胺代谢率增高的症状、副肿瘤综合征等。

(二)影像学检查

原发肿瘤及转移瘤灶的 B 超、CT 或 MRI 扫描或增强检查,可确定肿瘤的位置、周围组织受累程度、肿瘤转移的情况等。

（三）具有上述典型的临床表现和影像学表现，确诊 NB 需满足以下条件之一

1. 常规 HE 切片　光学显微镜下观察能够明确诊断 NB 的病理，加上或不加上免疫组织化学染色、电子显微镜检查。

2. 骨髓涂片或活检　显示特征性神经母细胞瘤细胞，同时发现患儿尿液（或血清）儿茶酚胺或其代谢物水平同步明显升高（建议仅限于少数病情重、不能承受活检手术者）。

在患儿情况允许的条件下，最好做肿瘤组织病理活检，并进行病理分型。单纯骨髓活检诊断是不能进行病理分型的。

【治疗要点】

基于危险度评估分为低危组、中危组及高危组。

1. 低、中危组治疗　手术联合化疗，化疗至非常好的部分缓解（very good partial response，VGPR）后 4 个疗程，一般为 4～6 个疗程，总疗程不超过 8 个疗程。化疗方案为 CBVP（卡铂、依托泊苷）和 CADO（长春新碱、多柔比星、环磷酰胺），每 21 天为 1 个疗程。

2. 高危组治疗　先化疗（约 4 个疗程）后择期手术。术后化疗至 VGPR 后 4 个疗程，总疗程不超过 8 个疗程，常规化疗结束后行自体干细胞移植和瘤床放疗（若不具备干细胞移植条件可继续进行化疗至 12 个疗程）。停化疗后给予 13- 顺式 - 维甲酸（13-cis-RA）160mg/m^2，14 天 / 月，共 6 个月。化疗方案为 CAV（长春新碱、多柔比星、环磷酰胺、美司钠）和 CVP（顺铂、依托泊苷）方案，每 21 天为 1 个疗程。

【预后】

NB 患儿预后与初诊年龄、肿瘤部位、肿瘤组织学

类型、淋巴结浸润、对治疗的反应、肿瘤生物学行为等有关。国际神经母细胞瘤分期系统（INSS）分期：Ⅰ期患儿单纯手术完整切除肿瘤后不联合化疗，生存率可达 95% 以上，非高风险 NB 患儿的治愈率 > 95%，而高风险患儿的治愈率 < 50%；Ⅲ或Ⅳ期 NB 患儿总体 5 年生存率为 40% 左右。

（王　弘）

第四节　肝母细胞瘤

【概述】

肝母细胞瘤（hepatoblastoma，HB）是儿童期最常见的肝原发性肿瘤，在儿童肝原发性恶性肿瘤中占 50% ~ 60%，占儿童实体肿瘤发病率的第 3 位。约 90% 发生于 5 岁以下儿童，其中出生后 6 个月至 3 岁儿童发病率最高，男女比例为 1.5 : 1.0 ~ 2.0 : 1.0。腹部包块、甲胎蛋白（AFP）升高为 HB 的主要临床特征，起病比较隐匿，早期多无症状，约 20% 的患儿早期发生远处转移。约 50% 的患儿诊断时肿瘤不能完全切除，因而需术前接受化学药物治疗，缩小肿瘤体积并减少与周围组织粘连，以达到后续手术完整切除瘤灶，提高生存率的目的。AFP 是 HB 的重要肿瘤标志物，临床病情与 AFP 水平密切相关，是临床诊断、治疗评估和疾病监测的重要指标。经过手术及化学药物等综合治疗，HB 患儿 5 年无事件生存率可达 70% 左右。相关多因素分析显示，年龄 > 2 岁为预后不良的危险因素。

【病因及发病机制】

HB 的发病机制尚未完全阐明，可能是胚胎结缔组织的异常发育，导致肝胚胎原基细胞恶性克隆性增殖所致。可能与染色体等改变有关，已发现 HB 患儿存在第 2、8 及第 20 号染色体三体和 1q 转位等染色体表型和结构异常。经典 Wnt 信号传导途径异常为 HB 常见的分子生物学异常。大多数 HB 中有 *APC* 基因、*CTNNB1*（β-catenin）基因突变。某些先天性疾病或遗传病的患儿，发生 HB 的概率会增高，如 Beckwith Wiedmann 综合征、18- 三体综合征、唐氏综合征、家族性腺瘤性息肉病等。

【诊断要点】

（一）临床诊断标准

1. 小于 5 岁的儿童有腹部包块，存在典型的 HB 影像学表现及血清 AFP 异常升高。

2. 典型的影像学表现为腹部 CT 提示肝内单发或多发的实性为主的软组织包块，血供丰富，可侵犯重要血管，可见钙化灶及囊性坏死；腹部超声显示单发实质性包块，少数病例可为多发病灶，病灶边缘清晰，回声轻度增强。

（二）确定诊断

临床诊断及活检标本或根治切除肿瘤标本的病理学检查。

1. 上皮型

（1）胎儿型。

（2）胚胎型。

（3）小细胞未分化型。

（4）巨小梁型。

（5）胆管母细胞型。

2. 上皮与间叶混合型

（1）伴畸胎样特征的混合型。

（2）间质来源（不伴畸胎样特征）的混合型。

【治疗要点】

目前以手术联合化学治疗为主的多学科诊治是 HB 治疗的标准模式。

1. 手术 通过评估选择初诊手术或延期手术。

2. 化学治疗 根据危险度分层标准，将初诊 HB 患儿分为极低危组、低危组、中危组和高危组。极低危组患儿术后不进行化学治疗，密切随访；其他危险组进行以顺铂为基础的联合化疗。

3. 肝移植 化学治疗后、手术前分期在Ⅳ期或Ⅲ期伴有肝静脉或下腔静脉等重要血管受累，无法进行手术的患儿可考虑肝移植。

【预后】

HB 患儿的生存率为 80%～90%。5 年总生存率（overall survival，OS）在 70% 左右，但有远处转移的患儿 5 年 OS 仅有 15%～20%。治疗前 PRETEXT 分期系统为Ⅰ、Ⅱ期肿瘤的预后均较好，Ⅲ、Ⅳ期肿瘤预后较差。AFP 水平极高（> 1 200 000ng/ml）或处于临界低值（100～1000ng/ml）提示预后较差。组织形态学中胎儿型预后较好，混合型预后较差，其中小细胞未分化型预后更差。

（王 弘）

第9章

其他因素

第一节　新生儿红斑狼疮

【概述】

新生儿红斑狼疮（neonatal lupus erythematosus，NLE）是一组包括皮肤狼疮、先天性心脏传导阻滞（congenital heart block，CHB）和（或）多系统表现的综合征，是一种很少见的获得性自身免疫病。

NLE 最初由皮肤病学家 Mccuistion 和 Schoch 在 1954 年报道。我国 20 世纪 80 年代后期开始相关报道，随着对 NLE 的认识提高，报道逐渐增加。其发病率约为 1/20 000，男女发病比约为 1 ∶ 2.3。

【病因及发病机制】

病因及确切的发病机制尚不清楚，可能与以下几种原因相关。

（一）免疫异常

一些自身抗体，如抗 U1 核糖核蛋白（U1RNP）抗体、抗钙网蛋白（calreticulin）抗体、抗胞衬蛋白（fodrin）抗体与 NLE 的发病相关。

（二）遗传因素

多见于患系统性红斑狼疮的母亲所生育的新生儿，与母体的自身抗体通过胎盘进入胎儿体内有关。1980 年 Weston 等提出母体的抗干燥综合征 A（SSA）抗体和抗干燥综合征 B（SSB）抗体可能与 NLE 的发病相关。目前认为，抗 Ro/SSA、抗 La/SSB 抗体通过胎盘进入胎儿体内，在 NLE 的发病机制中发挥了主要作用。有研究报道，NLE 的患儿心肌中可检测到抗 SSA、抗 SSB 抗体，这些抗体可能会损伤胎儿的房室束与房室结，尸检发现房室束与房室结被瘢痕组织取代，所以 NLE 患儿的 CHB 是永久性损害。

（三）其他

母亲疾病及妊娠史、预产期季节、宫内感染等。

【诊断要点】

（一）临床表现

NLE 的临床表现存在地域差异，也许与种族有关。

1. 皮肤损害（国外 50%，国内 77%）

（1）可以发生在出生时，多于出生后几小时或几日内出现，甚至出生后数周出现。

（2）皮肤损害多发生于日光暴露部位，好发部位依次是颜面、头皮、躯干、四肢两侧和手、足掌面，其特征为鳞屑状和环形红斑，似盘状狼疮，多表现为圆形或环状红斑，可伴有水肿或鳞屑，通常持续数周后消退，偶见持续 2 ～ 3 年（图 9-1）。皮损是自身免疫起源的一种免疫反应过程，随着婴儿月龄增长，SSA 抗体被正常分解代谢所破坏，故抗体可转阴，皮疹也随之消失，消退后不遗留任何痕迹。

（3）皮损组织学改变类似于亚急性皮肤型红斑狼疮（SCLE）。

2. 心脏损害（国外 30% ～ 50%，国内 24%）　是最严重的损害，死亡率为 20% ～ 30%，包括 CHB、心肌炎、心肌病、心力衰竭等。CHB 通常表现为不可逆的、完全性房室传导阻滞。典型的传导阻滞发生于子宫内，

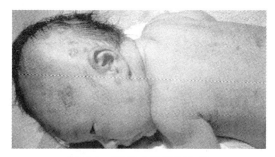

图 9-1 NLE 皮肤损害特征

头面部和背部可见环形红斑，边界清楚，部分呈堤状隆起，中央萎缩

可在妊娠期第 22 周发生，因胎儿心动过缓而导致心力衰竭，其发生与母体内存在抗 Ro/SSA 和抗 La/SSB 抗体密切相关。组织学特征为传导系统纤维化和钙化。房室传导阻滞开始可表现为一度或二度房室传导阻滞，一旦发生三度房室传导阻滞，常需要安装永久起搏器（图 9-2）。此外，患儿常伴有心内膜弹性纤维增生症和其他先天性动脉导管未闭、大动脉转位等。

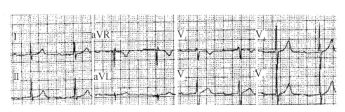

图 9-2 NLE 心脏损害（一度房室传导阻滞）

3. 其他

（1）血液系统损害（46.8%）：可出现暂时的白细胞减少或血小板减少，于出生时即存在，可持续数日或数周，很少出现临床症状。有时仅有皮肤出血点，胃肠道出血偶有发生。另外，可能发生溶血性贫血。

（2）肝胆系统损害（31.9%）：来源于美国新生儿

狼疮研究注册中心（RRNL）的数据表明，10%的NLE患儿有肝胆系统受累表现，常与皮肤或心脏病变共存。主要有3种临床类型：子宫内或出生后即出现的严重肝衰竭，组织学表现为铁的沉积，因而也称为"新生儿血色病"；出生后数周出现的胆汁淤积和结合胆红素升高为主的高胆红素血症；出生后数周或数月内出现的短暂性转氨酶升高。

（3）中枢神经系统损害：少见。在NLE的远期观察中发现，患儿有行为异常、抑郁、焦虑、生长发育迟缓及学习、听力、语言问题等神经系统表现。一些不常见的并发症，如脊髓病变、血管病变、先天性肾病综合征等也有少数报道。

（二）实验室检查

1.血常规检测可发现血小板或白细胞减少；血液生化检测可发现肝酶升高；心率监测、心电图和超声心动图可以发现心动过缓、房室传导阻滞或其他心脏异常。必要时还可进行腹部B超及头颅CT和MRI等检测。

2.免疫学检查抗SSA、抗SSB阳性有诊断意义。

3.当新生儿疑诊NLE，或者其母亲出现可疑SLE、SCLE红斑鳞屑型皮疹时可行皮肤活检。病理中可以看到表皮基底细胞液化，伴真皮浅层血管周围淋巴细胞浸润及少量中性粒细胞；免疫荧光下可见表皮和真皮交界处有IgM颗粒状沉积，但该检查并非诊断必需。

（三）产前筛查

困难，可行脐血抗体筛检。

（四）美国风湿病协会提出的两条诊断标准

1.NLE的典型症状

（1）典型的类似亚急性皮肤型红斑狼疮，表现为环形红斑样、丘疹鳞屑样皮损，对光敏感，多见于面部；或者经皮肤活检病理证实的狼疮样皮疹。

（2）先天性心脏传导阻滞。

2. 母或子的抗 Ro/SSA 或抗 La/SSB 抗体阳性。

（五）鉴别诊断

1. 先天性心脏病：其他原因所致的先天性心脏病，可无皮疹和血液系统异常，自身抗体检测可鉴别。

2. 新生儿先天性梅毒：可有皮疹、血小板下降及肝、脾、淋巴结肿大，梅毒抗体血清学检测可鉴别。

3. 当皮疹以红斑为表现时，应除外细菌及病毒等感染性疾病（如 TORCH、风疹、麻疹、单纯疱疹及巨细胞病毒感染等）；当呈隆起型皮疹时，应除外鲜红斑痣、毛细血管扩张等疾病；当红斑伴有鳞屑时应除外湿疹；当有水疱出现时，也要考虑多形红斑、Steven-Johnson 综合征、先天性大疱表皮松解症、金黄色葡萄球菌烫伤样皮肤综合征等。

【治疗要点】

1. 皮肤损害及其他脏器损害均为暂时性，大多在出生后 6 个月之内消失，无须特殊治疗；如症状较重的，可适当应用糖皮质激素。注意护理，防止皮肤感染。大多数预后良好。

2. 三度 CHB 的损害是永久性的，尚无有效治疗。对于心动过缓、心排血量过少者，需装心脏起搏器。

3. 血液系统改变可无临床症状，出血明显者需对症处理。

4. 脏器持续受累需加用激素治疗，其他综合治疗包括免疫抑制药、静脉用免疫球蛋白及血浆置换等。

【预后】

该病具有自限性，随着母亲抗体从患儿血液循环中清除，患儿的临床症状逐渐缓解，NLE 患儿除了心脏、神经损害外，大多数预后良好。NLE 是被动免疫性疾病，患儿会在出生时或出生后数周出现皮疹或其他症状，2～3 个月后逐渐加重，6～8 个月后逐渐消退，这和来自母体的 ANA 和 ENA 等抗体 4～6 个月后逐渐消失相吻合。NLE 患儿后续发生免疫性疾病的概率尚未明确，长期随访发现，约有 12% 的患儿成年时发生关节炎、桥本甲状腺炎、银屑病等，NLE 的病死率约为 5.6%，但当有心脏传导阻滞时，病死率可高达 11%～20%。因此，及时诊治是提高患儿生存率、防止后遗症的关键。

（刘 畅 岳冬梅）

第二节 ARC 综合征（关节痉挛 - 肾功能损伤 - 胆汁淤积综合征）

【概述】

关节痉挛 - 肾功能损伤 - 胆汁淤积（arthrogryposis, renal tubular dysfunction, cholestasis, ARC）综合征是一种少见的发生于新生儿时期的累及多系统功能紊乱的常染色体隐性遗传病。其临床特征包括关节痉挛、肾功能损伤、新生儿胆汁淤积三大典型症状，此外还包括鱼鳞病、中枢神经系统发育不良、血小板异常、慢性腹泻、神经源性耳聋、反复的继发性感染及先天性心脏病等非典型症状。

【病因及发病机制】

ARC 综合征已被证实是由于囊泡蛋白质分选 VPS33B（vacuolar protein sorting 33B）基因突变引起，VPS33B 基因位于染色体 15q26.1 位点上，编码由 617

个氨基酸组成的蛋白 VPS33B，与胞内蛋白质运输有关。VPS33B 蛋白是 Secl/Muncl8(SM)蛋白质家族中的一员，通过与可溶性 *N*- 乙基马来酰亚胺敏感因子连接物复合体（soluble NSF attachment protein receptors，SNAREs）直接作用，从而参与细胞器间的囊泡运输和融合，如突触传递、囊泡外排及普通分泌功能等。

另一个重要的突变基因位点是 14 号染色体开放阅读框 133（chromosome 14 open reading frame 133，C14ORFl33)，该基因被证实编码调节顶 - 基底膜极性的 VPS33B 相互作用蛋白（VPS33B interacting protein，apical-basolateral polarity regulator，VIPA），后者参与调控顶体膜蛋白的含量。VPS33B-VIPAR 复合体能通过调控顶体膜与基底膜蛋白的分布来维持细胞的极性，但其具体机制尚不清楚。ARC 综合征患儿由于以上调控功能缺陷，导致运动单位、肾小管、胆道、肠道的结构及功能异常，进而导致关节弯曲、胆汁淤积及肾性糖尿和肾性氨基酸尿，导致多系统病变。

【诊断要点】

（一）典型症状

1. 关节弯曲　主要表现为扁平足、腕关节偏角、髋关节脱位、神经源性肌萎缩、先天畸形足及四肢弯曲挛缩。另外，肾小管重吸收钙、磷功能障碍导致低磷血症及继发性甲状旁腺功能亢进，可引起骨质疏松，最终导致病理性骨折。目前认为关节弯曲主要是由前角运动神经元缺陷引起，其严重程度取决于胎儿姿势及羊水过少的程度，是 ARC 综合征的首要临床诊断标准。也有个别患儿未表现该症状，并发现其为新的 VPS33B 突变类型（971delA/K3249），从而呈现不完全的 ARC 综合征表现型。

2.肾小管功能衰竭　主要表现为糖尿、磷酸盐尿、氨基酸尿、肾源性多尿、高渗性缺水及肾小管性酸中毒。肾超声可发现肾钙质沉着症及肾单位发育不全等。肾活检也能显示多种病变，包括肾间质急、慢性炎症反应、病灶多核巨细胞反应、肾小球部分或全部坏死、肾小管变形、远端小管钙化、多囊性肾发育不良、肾钙质沉着症、肾小球囊肿等表现。

3.新生儿胆汁淤积　胆汁淤积和肝大是目前 ARC 综合征最常见的症状。患儿常在无胆道梗阻的情况下出现肝衰竭及黄疸，故常规的肝功能实验室检查可提示正常的谷氨酰转肽酶水平及轻度升高的谷草转氨酶/谷丙转氨酶水平，以别于其他原因导致的新生儿胆汁淤积症。肝活体组织检查可提示肝内胆管发育不全、脂褐质沉着等表现。目前的观点认为，伴低谷氨酰转肽酶水平的高胆红素血症患儿只要存在非典型症状中的1项，就应该警惕并考虑 ARC 综合征的诊断。

（二）非典型症状

ARC 综合征的其他临床表现包括鱼鳞病、胼胝体发育不良、灰色血小板综合征样改变、先天性心脏病、神经源性耳聋、脸部畸形等。

【治疗要点】

目前尚无有效的治疗方法。

【预后】

患儿预后较差，多在1岁内死亡。建议其父母如再生育应行产前诊断。

（王瑰娜）

第三节 毒 物

【概述】

由毒物引起的黄疸大多数病情凶险，多诱发急性肝衰竭。以黄疸、出凝血功能障碍、腹水等为主要临床表现，病情严重，临床症状复杂，病死率极高。常见的毒物种类有植物类（如毒蕈）、动物类（如鱼胆、动物肝）、化学剂类（如乙醇、三氯丙烷、二氯丙醇、四氯化碳等有机溶剂）等。婴儿接触植物类及动物类毒物较少。中毒途径包括呼吸道、消化道、皮肤接触等。

【病因及发病机制】

（一）植物类

植物（如毒蕈）引起肝损伤的机制是通过抑制RNA 聚合酶 II 的合成和 DNA 转录，导致细胞生长停止和细胞死亡。主要作用器官是胃肠道黏膜、肝实质细胞核、肾小管，并可引起严重的胆汁淤积。造成胆汁淤积的主要原因是毒素作用在细胞膜及相关的细胞骨架上，最终引起细胞膜功能的改变，引起包括多重耐药蛋白2和 P 糖蛋白等一系列具有胆汁成分转运功能的分子减少或消失，致胆盐非依赖性胆汁流出的主要驱动力下降，从而引起胆汁淤积。

（二）动物类

动物（如鱼胆）致肝损伤的机制是因胆汁毒素的直接作用及类似原浆毒素成分对细胞生物酶的抑制，使氧自由基增多及抗氧化物质减少，加上胆盐作用、组胺类物质致敏作用、氢氰酸物质的毒性作用，导致肝细胞急性损伤，甚至坏死。

（三）化学剂类

化学剂（如四氯甲基自由基）致肝损伤的机制是其经肝微粒体细胞色素 P450 活化后生成三氯甲基自由基，在其启动的过氧化连锁反应中，生成毒性作用更强的二氯甲基自由基及过氧化甲基自由基，这些自由基攻击肝细胞膜的多不饱和脂肪酸引发脂质过氧化，从而致肝细胞损伤。

【诊断要点】

询问疾病史，有毒物接触史。可出现黄疸、出凝血功能障碍、腹水等临床表现，有的甚至并发肝性脑病、DIC 等。实验室检查提示谷丙转氨酶（GPT）、谷草转氨酶（GOT）及血清胆红素升高等。

【治疗要点】

（一）早期去除病因及对症、支持治疗

1. 尽早去除毒物，减轻肝损伤。

2. 每日静脉补给足够的液体和维生素，保证每日热量。

3. 积极纠正低蛋白血症，维持水、电解质及酸碱平衡。

（二）药物治疗

1. 植物类　如确定或疑似为毒蕈中毒，考虑用 N-乙酰半胱氨酸和水飞蓟素治疗。

2. 动物类　关于鱼胆中毒目前仍无特效解毒药。

3. 化学剂类　目前尚无特效解毒药，但褐藻多糖硫酸酯可阻止四氯化碳诱导的肝细胞死亡和抑制细胞增殖成肝星状细胞。

另外大剂量糖皮质激素可抑制机体对毒素的敏感性，改善毛细血管的通透性，并可拮抗胆汁的毒素作用和抗组胺致敏作用，保护溶酶体膜免受损害；同时激素对全身炎症反应综合征（SIRS）和多器官功能障碍综合征（MODS）的逆转也具有重要意义。

（三）特殊治疗

1. 人工肝支持系统：包括血液灌流（HP）、血浆置换（PE）及人工肝分子吸附循环系统（MARS）等，体外循环包括血液透析（HD）、持续静脉 - 静脉血液滤过（CVVH）等。

2. 肝移植治疗。

【预后】

及时去除毒物，部分病例肝功能损害可缓解。若并发肝衰竭，病情危重，病死率极高，预后较差。

（王瑰娜）

第四节　肠外营养

【概述】

由肠外营养导致的婴儿黄疸多发生于新生儿期间，尤其是早产儿，其中肠外营养相关性胆汁淤积症（parenteral nutrition associated cholestasis，PNAC）是常见的临床疾病。PNAC 是指连续肠外营养超过 14d 的新生儿，排除其他原因所致的胆汁淤积，该病多为可逆性，能逐渐停用肠外营养，并最终耐受肠内营养。

【病因及发病机制】

（一）植物甾醇破坏肝细胞内胆汁酸平衡

目前常用的静脉用脂肪乳剂来源于豆油，豆油中含有 β- 谷甾醇、菜油甾醇、豆甾醇 3 种植物甾醇，豆甾醇能拮抗法尼醇 X 受体（farnesoid X receptor，FXR）目标基因的活化。FXR 是广泛表达于肝和肠道的细胞核激素受体，参与胆汁酸代谢。

（二）FXR-FGF15 信号通路与胆汁淤积

胆汁酸通过肠肝循环进行复杂的反馈调节。胆汁酸在回肠末端通过肠道细胞表面的 Na^+ 依赖性胆汁酸转运体吸收进入肠道细胞，进入肠道细胞的胆汁酸与 FXR 结合，促进 *FGF15/FGF19* 基因转录和蛋白分泌进入肠肝循环，到达肝后，*FGF15/FGF19* 与 FGF 受体 4/β-klotho 相互作用，抑制 *CYP7A1* 基因的转录，从而限制胆汁酸的体内合成。

（三）氧化应激与炎症反应

正常营养状态下，线粒体 β 氧化是脂肪酸的主要氧化途径，当细胞内脂肪酸（尤其是长链脂肪酸）蓄积，线粒体 β 氧化途径超负荷，激活旁路途径，包括过氧化物酶体 β 氧化和微粒体 ω 氧化，产生活性氧和毒性副产物（如丙二醛等），即氧化应激过程。豆油中含有大量的 ω-6 脂肪酸和少量 α-维生素 E，ω-6 脂肪酸进入人体后代谢产生花生四烯酸，花生四烯酸是某些促炎因子的底物，如肿瘤坏死因子-α、白介素-6、血小板活化因子等，可能对肝造成慢性炎症损伤。

【诊断要点】

连续肠外营养超过 14d，早产儿胆汁淤积症的诊断标准为：当总胆红素 ≤ 85μmol / L 时，结合胆红素 ≥ 17μmol / L；或者当总胆红素 > 85μmol / L 时，结合胆红素 / 总胆红素 ≥ 20%。其病因复杂，需鉴别诊断的疾病较多，主要包括胆道畸形、感染、遗传和代谢性疾病、染色体病、中毒、肿瘤等。除必要的化验及影像学检查外，必要时需要基因、染色体及遗传和代谢性疾病的筛查。

【治疗要点】

（一）尽早肠内喂养、缩短肠外营养时间

肠内喂养不仅可以促进肠道黏膜增生增厚，增加消化、吸收的表面积，同时也能刺激胆汁流动、胆囊收缩、肠道蠕动及肠道激素的释放。

（二）鱼油替代豆油

鱼油中含有丰富的 ω-3 脂肪酸（包括 DHA 和 EPA）、维生素 E，少量的亚油酸，不含植物甾醇，可加速胆汁代谢。

（三）药物治疗

1. 熊去氧胆酸（如优思弗） 熊去氧胆酸是一种促进胆汁分泌、亲水性的胆汁酸，不会产生毒性的二次代谢产物，临床效果优于人类原生胆汁酸，可能对预防和治疗胆汁淤积有帮助。

2. 维生素 E α-麦角固醇（维生素 E 的一种）是一种强效的抗氧化剂，鱼油中含量高于豆油，具有保护不饱和脂肪酸链不被氧化的作用。

3. 益生菌 酪酸梭菌二联活菌（常乐康）不仅能促进双歧杆菌、乳酸杆菌的生长，还能降低 β 葡糖醛酸糖苷酶活性，促进胆红素排出。

【预后】

预后较好，一般轻度 PNAC 停止肠外营养后其生化指标就会恢复正常。

（王瑰娜）

第五节 药 物

【概述】

药物引起的婴儿黄疸是指化学药物、中草药、生物制剂等及其代谢产物对肝造成损伤，从而引起的黄疸。发病隐匿，且临床表现与其他原因引起的黄疸相似，而临床检验过程中又缺乏特异性标志物，因此很容易被忽视。

【病因及发病机制】

（一）直接肝毒性

是药物本身或其代谢产物直接导致肝损伤，也称固有型损伤。药物的直接肝毒性导致的肝损伤，病情严重程度与用药剂量呈正相关，潜伏期短。药物说明书中应该有肝损伤发生率的相关提示。家庭常备的非甾体抗炎药，如对乙酰氨基酚就是直接肝损伤药物，正常剂量服用是比较安全的，但长期、大量服用时，产生过多的肝毒性物质 N-乙酰苯醌亚胺，超过了肝的解毒能力，与肝细胞大分子结合，造成肝细胞坏死，严重者可导致肝衰竭。

（二）特异质肝毒性

特异质型是特异免疫反应相关的肝损伤，也称间接性肝损伤。临床表现多样，与用药剂量、时间关系不明确。抗感染药，如阿莫西林/克拉维酸、异烟肼、环丙沙星等；靶向抗肿瘤药，如酪氨酸激酶抑制药等可引起，这一类药物在婴儿中应用较少。

（三）线粒体损伤和炎症反应

机体细胞能量代谢所需要的能量主要是由线粒体提供的，大剂量的对乙酰氨基酚及其代谢产物 N-乙酰苯醌亚胺可以抑制线粒体 ATP 酶的活性，降低肝线粒体酶流动性，从而引起肝损伤。

【诊断要点】

患儿有用药史，可能会表现出厌食、呕吐、黄疸、腹胀等症状。完善血生化检查时可见谷丙转氨酶（GPT）、谷草转氨酶（GOT）、碱性磷酸酶（ALP）、血清胆红素等有不同程度的升高，病情严重者可能会出现肝衰竭。

【治疗要点】

缺乏特效治疗，乙酰半胱氨酸是美国食品药品监督管理局（FDA）、美国肝病学会（AASLD）、美国胃肠病学会（ACG）唯一推荐的治疗对乙酰氨基酚、毒蕈类中毒的解毒药，在病程早期使用有较好效果。我国2015年版《药物性肝损伤诊治指南》建议，甘草酸制剂、双环醇、水飞蓟素、熊去氧胆酸、腺苷蛋氨酸等可以根据药物使用说明书适应证使用，但不推荐两种以上保肝、抗炎药联合使用。短期糖皮质激素治疗也可改善病情。

【预后】

及时停用引起肝损伤的药物，肝功能可很快恢复，预后良好。少数肝细胞损伤为主的特异质型药物性肝损伤患儿病情进展快，可发生急性肝衰竭，需要血浆置换，或者肝移植。

（王瑰娜）

第 10 章

婴儿胆汁淤积性肝病的营养管理

【概述】

肝是蛋白质、脂肪和糖代谢及维生素活化的主要器官，肝病婴儿因肝损伤、胆汁淤积而出现食欲缺乏、摄食减少、营养素吸收障碍，极易导致营养不良，甚至出现神经认知障碍。积极有效的营养管理对患儿而言尤为重要，能降低营养不良的发生率、改善维生素及微量元素缺乏、降低低血糖及感染的发生、促进神经系统发育，提高生命质量，为后续肝移植治疗做好准备。

【病因及发病机制】

胆汁淤积性肝病是婴儿期最常见的肝病，足月儿发病率为 1/2500，胆道闭锁是其主要病因；肠外营养相关性胆汁淤积的发病率为 7% ～ 50%，高发期为使用肠外营养第 2 ～ 10 周，使用肠外营养超过 13 周的婴儿，胆汁淤积的发病率为 90%；特发性新生儿肝炎的发病率为 1/4800 ～ 1/9000。

婴儿肝病营养不良的发病机制包括能量摄入减少、能量需求增加、代谢紊乱和吸收不良。胆汁淤积性肝病患儿因胆道梗阻或缺失，使胆汁酸在肝内淤积导致肝损伤，造成胆汁酸的肠肝循环受阻，因此，患儿会出现味觉改变、厌食、早饱、恶心和呕吐，食物摄入减少，脂肪和脂溶性营养素吸收减少。能量需求增加是因肝病婴儿处于高代谢状态，胆道闭锁患儿的静息能量比正常同龄儿高 30%，慢性肝病患儿能量需求量为平均需求量的1.5 倍。肝细胞通过糖原的合成与分解、糖异生途径维持血糖稳定，保证以神经系统为主的重要器官的血糖供给；肝合成的胆汁酸参与脂类物质的消化和吸收，肝病婴儿胆汁酸分泌减少可导致脂肪、脂溶性维生素及辅酶的吸收障碍，造成代谢紊乱；肝参与多种蛋白质的合成及血氨调节，因此肝病婴儿易发生营养不良及肝性脑病。

【诊断要点】

（一）营养评估

对肝病婴儿的营养评估是营养治疗的基础，营养评估包括病史采集、体格检查及相关实验室检查。

1. **病史采集**　详细的疾病史对评估患儿的营养状态尤为重要，主要包括以下几个方面。

（1）现病史：①消化道症状，包括黄疸、呕吐、食欲缺乏、早饱、腹泻、腹胀等；②全身症状，包括黄疸严重程度、有无腹水、有无皮疹、有无胃肠道出血及各种感染、有无肝性脑病及低血糖等。

（2）喂养方式：人工喂养（奶制品类型、能量密度、奶量、次数、总热量）、母乳喂养（母亲饮食情况、母乳成分、喂养量、是否添加其他奶制品及辅食）、喂养耐受情况、是否存在食物过敏等。

（3）出生史：是否为早产儿、足月小样儿，是否存在子宫内及子宫外生长受限。

（4）既往史：是否有住院史、长期使用肠外营养史，是否应用影响营养物质吸收和代谢的药物史。

（5）家庭状况：关注患儿的家庭、社会和经济状况，以及父母对患儿的关注程度等。

2. **体格检查**　营养不良的临床表现因所缺乏的营养素不同而存在差异。体格检查包括身高、体重、年龄别体重指数（< -2SD 或第 3 百分位数，提示能量和营养素供给不足）、头围、上臂围（上臂围值 > 13.5cm 为营养良好；12.5 ～ 13.5cm 为营养中等；< 12.5cm 为营养不良）、三角肌皮褶厚度、腹部皮下脂肪厚度、头发、皮肤、口腔黏膜、有无特殊面容、有无唇腭裂等各种畸形、神经认知发育评估等。

3. 实验室检查　包括血常规、血生化（如白蛋白、前白蛋白、血脂、胆固醇、总胆红素、结合胆红素、凝血酶原时间、血糖、血氨），以及维生素和微量元素等。

（二）综合评估诊断

1. 病情严重程度评估　重症病例表现：①黄疸重，进展快；②出血倾向，凝血功能异常；③腹胀、腹水；④难治性并发症（电解质紊乱、酸碱失衡、感染、消化道出血、低血糖等）；⑤肝性脑病；⑥多器官功能衰竭；⑦存在高危因素（早产、窒息、NEC、先天性心脏病等）。

2. 根据临床表现评估患儿营养素缺乏情况　腹水、水肿提示低蛋白血症；反应差、惊厥提示低血糖症；穿刺部位出血或皮肤有出血点提示维生素 K 缺乏；上皮组织（如皮肤、结膜、角膜等）功能异常提示维生素 A 缺乏；佝偻病症状和体征提示维生素 D 缺乏；厌食提示锌缺乏等。

【治疗要点】

营养供给应根据患儿的病因、临床表现及相关实验室检查来进行综合评估，包括营养风险和营养状况评估，以个性化为基础，制订符合患儿病情的营养治疗方案。

（一）营养治疗途径

肝病婴儿首选肠内营养（EN），其方法简单、方便、安全、成本低、营养成分多样、营养途径符合生理过程，EN 能通过生理途径维持水、电解质平衡，胃肠道激素分泌会有效预防应激导致的胃肠道出血；刺激胰腺和胆汁的分泌，促进肠道功能恢复和肠道免疫物质的分泌，减轻与肠外营养摄入相关的肝病和感染性疾病，避免肠外营养加重对肝的损害，能提供足够的热量及保持正氮平衡。EN 途径有口服和管饲两种，如经口服喂养不能满足患儿营养需求则选管饲。管饲包括鼻胃管（NGT）、鼻空肠管（NJT）、胃造瘘管（GT）、胃造瘘空肠管（GJT）、空肠造瘘管（JT）。营养途径的选择主要根据患儿疾病的严重程度、所需营养时间和医疗条件进行，如果营养时间在 6 周以内，NGT 是最常用的途径，当出现胃食管反流、误吸、呕吐及胃排空延迟，则应改为 NJT。如果营养时间超过 6 周，则应选择 GT，当出现胃食管反流、误吸、呕吐及胃排空延迟，应选择 GJT 或 JT。如果患儿出现腹水，则不能行造瘘置管。患儿因发生胃肠穿孔、肠梗阻和严重的消化道出血等不能行 EN 时，应改为肠外营养。

（二）营养治疗方式

NGT 和 GT 喂养可选用分次喂养、间歇喂养和持续喂养。分次喂养是根据患儿月龄，按普通进餐次数和节律喂养，将患儿所需营养物总量分餐后，于 30 ～ 60min 通过管道输注；间歇喂养是将患儿所需营养物总量分成 6 ～ 8 次输注，每次输注时间大于 1h，具体根据患儿胃肠功能，每日可让胃肠休息 4 ～ 8h；持续喂养是将患儿所需营养物总量通过管道在 24h 内等速输注。分次和间歇喂养适应证：① 距上次肠内喂养间隔时间小于 5d；②患儿能够耐受持续喂养且无不适。持续喂养适应证：①需要持续夜间喂养；②患儿非经口喂养大于 5d。分次喂养和间歇喂养时，下次喂养前回抽胃内残余量，若大于每次喂养量的 50%，表示其胃肠道不能耐受此喂养方式，应改为持续喂养；持续喂养4h后回抽胃内残余量，若大于2h量时，提示患儿胃肠道功能不能耐受此喂养速度，应减慢速度。根据上述原则判断，直至满足患儿所需能量，并过渡至间歇喂养和分次喂养，最后达到正常进食。

（三）营养供给

1. 肠内营养的配方选择　肝病婴儿轻症时提倡继续母乳喂养，母乳喂养能提供婴儿最佳营养，对胃肠道具有保护作用。对于牛奶蛋白过敏的肝病婴儿，根据过敏程度及肝病严重度来制订营养干预方案，轻症者继续母乳喂养（母亲回避高敏食物），重症者可给予乳蛋白深度水解配方奶粉（如蔼儿舒）或氨基酸配方奶粉（如恩敏舒）喂养。

某些先天遗传和代谢性疾病，如半乳糖血症应避免饮食中含有乳糖/半乳糖，遗传性果糖不耐受症应避免饮食中含有果糖、乳糖、山梨醇。Citrin缺陷病引起的新生儿肝内胆汁淤积应停止母乳喂养，给予无乳糖高中链脂肪酸配方奶粉（如蔼儿舒）。

2. 配方量、能量密度和渗透压浓度　胆汁淤积性肝病患儿总能量不少于同龄正常儿体重推荐量（RED）的130%。标准配方能量密度为0.67kcal/ml。如果患儿出现腹水或水肿，可选用高能量密度（1.3～2.0kcal/ml）配方。配方的渗透压浓度是决定患儿能否耐受的重要因素，配方中的氨基酸、糖、脂肪和电解质决定其渗透压浓度，通常能量密度越大，渗透压越高。如果配方的渗透压浓度超过正常人体液渗透压浓度，会导致渗透性腹泻，尤其是空肠喂养时更为明显，最适宜的渗透压浓度是300mmol/L。液体量的计算亦根据患儿病情而定，量出为入，对有呕吐、腹泻、发热和多尿等症状的患儿，应注意水、电解质平衡。

3. **糖类** 糖类是机体的主要供能物质，供给人体所需能量的 50% ~ 70%，1mmol 葡萄糖完全氧化可释放 2840kJ/mol（679kcal/mol）的能量。肝病婴儿因肝功能受损导致氨基酸、乳酸等转变成葡萄糖或糖原减少，肝降解胰岛素的能力减弱，可导致胰岛素升高，易发生低血糖。如全血血糖低于 2.6mmol/L 且存在低血糖症状时，应立即用 10% 葡萄糖 2ml/kg，以 1ml/min 的速度静脉滴注，之后根据病情以 3 ~ 5ml/（kg•h）的速度持续静脉滴注。对于糖原储存障碍者应频繁地给予含有糖类的食物，在夜间睡眠时可通过 NGT 持续给予葡萄糖输注，速度为 10mg/（kg•min），给予含麦芽糊精的配方能增加糖类的能量。糖类不耐受者的临床表现为腹泻，通过检测粪便中的还原物和 pH 可以确定，最常见的是乳糖不耐受，要选择不含乳糖的配方。

4. **蛋白质** 肝是蛋白质合成、分解和氨基酸代谢的重要器官。肝细胞严重受损时血浆蛋白浓度降低，易发生蛋白质营养不良，严重者出现肝性脑病。肝病婴儿通常不需要限制蛋白质的摄入，建议选用氨基酸和多肽联合应用，临床多选用乳蛋白深度水解配方奶粉（如蔼儿舒，约含 20% 氨基酸和 80% 短肽），易被机体吸收，有利于肝细胞病变的修复，推荐量为 2 ~ 4g/（kg•d）。如果发生肝性脑病，应选择支链氨基酸配方，占氨基酸摄入量的 10%，并限制蛋白质摄入，摄入量为 1 ~ 2g/（kg•d）。

5. **脂肪** 脂肪是食物中的重要热量来源，必需脂肪酸、中链脂肪酸（MCTs）和长链脂肪酸（LCTs）对体格生长发育和器官的功能发育有重要作用。MCTs 的有效吸收率是 LCTs 的 4 倍，MCTs 易于与水乳化，无须胆盐参与即可吸收，容易透过病变的肠黏膜，以脂肪酸形式经肝门静脉直接吸收。肝病婴儿推荐选用含 MCTs 30% ～ 50% 的配方供能（如蔼儿舒乳蛋白深度水解配方粉含 39% MCTs），但并不推荐 MCTs 越高越好，否则可能会出现脂肪泻及必需脂肪酸的缺乏。一定比例的长链脂肪酸（LCTs），可保证必需脂肪酸的供给及脂溶性维生素的吸收，提供足够的热量及保持正氮平衡。

6. 维生素、矿物质和微量元素　胆汁淤积性肝病患儿脂溶性维生素吸收障碍，供给量要大于正常推荐量。

（1）维生素 A：具有促进生长、维持上皮组织正常功能的作用，并参与不饱和脂肪酸的氧化。维生素 A 缺乏可引起生长停滞、骨骼发育不良。肝病婴儿推荐维生素 A 用量为 5000 ～ 25 000U/d，10kg 以下儿童从 5000U/d 开始，10kg 以上者从 10 000U/d 开始，可通过监测血视黄醇水平来评价维生素 A 的营养状况。

（2）维生素 D：对钙磷代谢及婴儿骨骼生长有重要影响，鉴于维生素 D_3 具有更好的水溶性，较维生素 D_2 容易吸收，故推荐使用维生素 D_3 制剂，推荐使用剂量为 120 ～ 200U/（kg·d）。监测血清 25-OH- 维生素 D 水平，可以评估机体维生素 D 的营养状态，注意避免过量。

（3）维生素 E：有增强细胞的抗氧化作用，参与多种酶活动，改善脂代谢，维持骨骼肌、心肌和平滑肌的正常结构和功能，推荐剂量为 25U/（kg·d）。临床可通过检测血清生育酚的水平来评估维生素 E 的营养状况。

（4）维生素 K：为肝合成凝血酶原的必需物质，推荐使用量为 2.5 ～ 5.0mg/d，主要依赖静脉途径补充。是否缺乏维生素 K 通常依据凝血功能评估，包括凝血酶原时间和国际标准化比值。

（5）其他：水溶性维生素供给不少于正常推荐量，可以复合维生素的形式给予补充。矿物质，包括钙、镁、锌、铁、硒等，可依据血浆的离子水平来进行补充。具有消化道慢性失血者需要补铁，补充量为元素铁 $6mg/(kg \cdot d)$，1 个月后进行评估，根据结果调整剂量；锌的缺乏对认知功能、食欲和口味、免疫功能和蛋白质代谢均产生不利的影响，锌缺乏常伴随必需脂肪酸的缺乏，也影响了硒的吸收，锌的补充量为 $1mg/(kg \cdot d)$；其他微量元素亦可按常规推荐量进行补充。

【预后】

对肝病婴儿的有效营养管理意义重大，是降低死亡率的重要方法，应根据疾病的严重程度和营养评估选择合适的营养方式和成分，在治疗过程中不断进行评估，及时调整方案，以接近或达到正常生长发育，最大限度地延缓疾病的进展，为后期治疗做好准备。

（宋诗蓉　吴　捷）

第 11 章

婴儿黄疸的护理

第一节 母乳性黄疸的护理

【概述】

2%～4% 母乳喂养的新生儿会出现母乳性黄疸（breast milk jaundice），母乳性黄疸又可分为母乳喂养性黄疸和母乳黄疸。母乳喂养性黄疸属于早发型，发生时间一般为出生后的前几日，持续时间在 10d 左右；母乳黄疸属于迟发型，在出生后 7d 左右发生，持续时间为 3 周到 3 个月。母乳喂养的新生儿出现黄疸以足月儿多见，黄疸在生理性黄疸期内 2d 到 2 周发生，但不随生理性黄疸的消失而消退。

【护理评估】

疾病史的询问、新生儿体格检查及实验室检查数据的收集具有重要作用。评估患儿皮肤是否有苍白、出血点、脓疱疹；脐部有无红肿及分泌物；有无呼吸困难、肺部啰音；有无肝脾大；是否出现精神萎靡、易激惹、凝视、肌张力降低、肌张力增高、生理反射减弱、生理反射消失，应警惕胆红素脑病的发生。

【护理要点】

（一）临床表现

出生后持续评估 4～14d 胆红素的指标，胆红素指标有一个逐渐下降的过程，对于大多数的新生儿，没有必要中断母乳，即使胆红素达到了光疗水平。注意观察黄疸的程度，可见性黄疸首先出现在头面部，然后从头部至足部进展，四肢的皮肤特别是在掌部及足底表面最后被影响。轻者仅限于面颈部，重者可延及四肢、躯干部和巩膜，粪便色黄，尿色正常。

（二）胆红素的测量

黄疸程度的判断不能仅依靠于视觉，应通过经皮胆红素或血清胆红素的测量。但是值得指出的是由于经皮胆红素测量的不精确性，只能用于新生儿高胆红素血症的筛查。有研究显示，严重高胆红素血症患儿的胆红素水平可能被低估，因此当患儿的胆红素水平大于780μmol/L（14mg/dl）时不推荐使用经皮胆红素测量。血清胆红素水平是临床诊断最可信赖的方法。

（三）出院前护理

患儿出院前，护理人员应对患儿家属进行出院指导及健康教育。内容包括：黄疸相关疾病的介绍；出院后患儿的精神状况、喂养状况、皮肤颜色、粪便颜色的观察方法，以及新生儿黄疸监测的必要性。

（四）出院后随访

经过培训的专业人员应在新生儿出院后的 48 ～ 72h 对产妇及新生儿进行随访。对于存在高胆红素血症危险因素而又不能随访的患儿，必须推迟出院时间，直到能进行随访或已过危险期（72 ～ 96h）。随访内容包括新生儿体重、新生儿体重增长百分位、奶量、大小便及有无黄疸。根据临床评估决定是否需要监测血胆红素。早期出院的新生儿若没有给予足够的母乳喂养量，有引起胆红素过度增长和胆红素脑病的可能，足够的喂养量才能促进新生儿的粪便排出，新生儿绝大多数的胆红素是通过粪便排出的。专业人员在随访中应及时发现因胆红素集聚过多而引起的精神神经发育异常，以便进行早期诊断、早期干预，提高生存质量。

（王　楠）

第二节　新生儿光照疗法及护理

【概述】

光照疗法（photo therapy，简称光疗）是一种降低血清未结合胆红素的简单易行的方法。1958 年英国 Cremer 及其同事首次报道，日光或可视光线可降低血清胆红素水平，并发现黄疸的早产儿在日光或蓝色荧光灯下能有效降低其胆红素水平。对这一发现当时并未引起重视，直到 1968 年 Lucey 对早产儿进行了临床对照试验，证实了它的疗效且无严重副作用，以后才开始普遍使用。

【护理评估】

任何新生儿光疗开始之前需先进行实验室检查与体格检查评估，一旦光疗开始，每 4 ～ 12 小时检测血胆红素 1 次，因为视觉的评估不再可靠。

普通灯管式光疗设备使用前应检查灯管是否全亮并擦去灯管上的灰尘，使用前及使用中若发现有不亮的灯管应及时调换。光疗箱或光疗台注意检查有无损坏、漏电，温度监测是否正常。

【护理要点】

（一）患儿准备

保持患儿皮肤清洁，根据患儿疾病危重程度选择擦身或沐浴，沐浴后不应扑粉，以免阻碍光线照射皮肤，也不要抹乳霜、油和任何液体，防止因光线照射引起灼伤。患儿全身裸露，佩戴一次性眼罩，除会阴部给予大小合适的尿布保护外，尽可能多的暴露皮肤面积。光疗前剪短指甲，防止因哭闹或烦躁抓破皮肤。光疗过程中应给予患儿心电监护，监测生命体征，预防意外发生。

（二）光疗中的护理

光疗会对视网膜产生毒性作用，新生儿在接受光疗时需佩戴合适的眼罩；保证患儿安全，定时更换体位，患儿的肘部、踝部应给予保护，防止患儿哭闹烦躁时摩擦致皮肤破损；加强巡视，及时调整光疗灯的位置，注意观察患儿有无抽搐、呼吸暂停及发绀等表现，对于特殊烦躁患儿安抚无法缓解者应及时给予镇静，防止意外发生；监测体温变化，光疗灯管开启后会产生热能，患儿的体温会随环境温度的上升而出现发热，在巡视过程中要观察监测探头有无脱落，温箱或开放式辐射台报警应第一时间处理，根据患儿体温调节温箱或开放式辐射台的温度，测量时应关闭光疗灯，减少误差；注意患儿出入量的平衡，观察患儿排便性质，做好粪便次数、形状、量的记录，观察有无脱水貌，便后及时更换尿布，涂抹护臀油，防止臀炎的发生。

（王　　楠）

第三节　新生儿换血疗法及护理

【概述】

换血疗法在新生儿黄疸治疗中占有独特的地位，因为它是有效控制重度高胆红素血症最重要的干预手段。除能立即控制高胆红素血症，换血还可纠正严重的贫血，去除溶血性疾病的致敏红细胞和抗体，去除额外的未结合胆红素，防止胆红素脑病的发生。当光疗对上述疾病无效的时候，换血是最有效的方法。换血可降低

45%～85% 的胆红素水平。

【护理要点】

（一）评估患儿

评估患儿神经系统是否发生改变，是否需要镇静，生命体征是否稳定，所需的换血量，外周动静脉血管条件。

（二）动静脉通路准备

选择合适的外周血管，建立两个静脉通道和一个动脉通道。也可通过脐血管换血，或脐血管与周围血管组合应用。

（三）操作前准备

生理盐水 100 毫升 / 瓶 ×1 瓶、肝素 12 500U×1 支、输液泵管、延长管、留置针、敷贴、三通接头 ×2、电子秤、血糖仪、试纸、血清管、无菌手套、无菌手术衣、注射器（2ml、20ml、50ml）、竖式输液泵 ×2、体温表、电极片、监护仪、无创血压袖带。环境准备：远红外辐射抢救台预热备用。

（四）操作步骤与要点

操作步骤	操作要点
1. 服装、鞋帽整洁，特别强调在进行操作前严格按照七步洗手法进行手卫生消毒 2. 环境准备 3. 核对，评估患儿，给予患儿做换血前准备工作	将远红外辐射台处于备用状态 核对患儿，将患儿置于远红外辐射台上，皮肤温度控制在 36.5℃，并连接心电、血压、血氧饱和度监护仪，遵医嘱根据患儿情况使用镇静药或给予安慰奶嘴进行安抚，必要时四肢可适当约束

续表

操作步骤	操作要点
4. 洗手，戴口罩 5. 准备用物 　配制低浓度肝素：1ml=10U（12 500U/2ml 　肝素 0.16ml+100ml 生理盐水） 6. 建立动脉、静脉通路	静脉用于输血，动脉用于置 换出带有致敏红细胞和血 清中的免疫抗体的血液
7. 换血前监测生命体征、呼吸、心率、血压、 体温，抽取动脉血，测血糖、血气分析、 血清胆红素、肝肾功能、电解质、凝 血全套、血常规，记录抽血量 8. 核对血袋，血袋复温	严格执行输血核对制度，两 人核对血袋，并在用血报 告单上签字。将血袋称重， 复温至 32 ～ 34℃
9. 双人再次核对血袋及床头卡、腕带，确 认无误开始换血	按照输血时三查十对原则进 行核对血液
10. 血袋连接输血器，排气，用输血器滴 壶的滴数判定输入血液的速度	用量杯或 5ml 注射器针筒测 量输注 2ml 血液所需滴数 从而计算出输血速度
11. 准备 20ml 注射器，为便于计数，5 个 一组（100ml）	注意保持注射器无菌
12. 开始输血，当输入血量达到 20ml 时开 始抽血，保持匀速，4min 抽出 20ml 血后迅速关闭三通，更换注射器	输血速度与抽血速度保持 一致
13. 每隔 5min 监测 1 次无创血压	根据血压波动调节出入量 速度
14. 换血 5min，测体温、血氧饱和度及心率 15. 保持抽血通路通畅，每抽出 50ml 血 用 1ml（10U）低浓度肝素 0.5ml 脉 冲式正压冲洗动脉留置针 16. 监测血糖，每换血 100ml 测 1 次血糖， 维持血糖正常，每换血 200ml 测量 1 次血气分析	密切观察患儿生命体征的 变化

操作步骤	操作要点
17. 换血结束后，抽血复查血气分析、血常规、电解质、血糖、凝血全套及血清胆红素，监测血压、心率、血氧饱和度及体温	
18. 血袋称重以计算患儿出入液量，并记录	
19. 换血结束后拔除动脉置管	
20. 安置患儿舒适体位	
21. 整理床单位	
22. 双人核对血袋，核对患儿	
23. 操作结束后洗手，做好记录	记录换血量，换血过程是否顺利，有无异常化验指标，给予的处理，以及患儿有无输血反应

（王　楠）

第四节　婴儿胆汁淤积性肝炎的护理要点

【概述】

　　婴儿胆汁淤积性肝炎是一种较为常见的婴儿肝胆系统疾病，疾病起病早，多数患儿于新生儿期即发病。临床上，绝大多数婴儿因黄疸就诊，约 1/3 的黄疸属于生理性黄疸，2/3 在生理性黄疸消退后再度出现皮肤黄染，黄疸程度为中重度，肝轻、中度肿大，由于胆汁不能排入肠道，部分患儿有非持续性白色粪便。

【病因及发病机制】

　　婴儿胆汁淤积性肝炎的病因多样，如感染、先天性遗传和代谢性疾病、先天性缺陷、肝内外胆管发育异常等，以感染和胆道闭锁最常见。与成人胆汁淤积性肝炎的发病机制差异较大，该病治疗难度较大，若得不到及时治疗，婴儿可由胆汁淤积性肝炎发展为肝纤维化、肝硬化，甚至导致患儿死亡。临床表现可出现皮肤黄染、粪便颜色改变、皮肤瘙痒、营养物质吸收障碍、精神及神经系统异常、乏力等。

【护理要点】

（一）评估患儿

结合临床症状协助患儿进行相关检查，评估患儿的健康状态，测量体重，进行体格检查，观察婴儿的精神意识状况及皮肤、巩膜黄染的情况，有无出血倾向，以及粪便的性状、次数及颜色。根据病情、家属的文化程度、健康知识掌握程度制订科学合理的整体护理及健康教育方案。

（二）护理环境

胆汁淤积性肝炎患儿自身抵抗力较差，护理环境要有效预防交叉感染。同病种患儿可安置在一个病房，并减少探视；护理人员每日使用消毒液对床头及座椅进行擦拭，保证床铺的干净和整洁；积极践行标准化管理工作，强化室内通风效果，维护环境整洁、安静、安全，从而减少对患儿的刺激，保证患儿每日有充足的有效休息。

（三）黄疸护理

护士每班应密切观察患儿的临床表现，针对疾病的发展和转归做好交接班并书写护理记录，从而根据不同情况给予患儿以针对性的护理工作。如患儿出现黄疸则皮肤会出现橘黄色，针对这类患儿要避免其穿戴黄色衣服，否则会影响医护人员判定患儿黄疸的程度。

（四）皮肤护理

由于患儿血清胆红素升高，经皮肤排泄刺激机体产生瘙痒。护理上应每日用温水洗澡，避免使用碱性香皂，皮肤保持干净清洁，穿棉质宽松的衣物，勤剪指甲，必要时应给患儿戴防护手套，以免抓伤皮肤引起感染。

（五）饮食护理

营养是维持生命和生长发育的基础物质。婴儿期为生长发育的第一个高峰期，足量、优质的营养素供给对婴儿的健康成长十分重要。应给予患儿饮食指导，帮助家属制订更加贴合患儿实际情况的食谱。

1.针对家长添加辅食给予指导，要从少到多，保证辅食以清淡为主。并且，要确保喂养人员都能在用餐前及时洗手消毒，针对使用的餐具也要进行有效处理，若患儿要进行母乳喂养，每次喂食完毕后都要清洗乳头。

2.对于进食困难的患儿，遵医嘱进行静脉注射葡萄糖以保证营养支持，遵医嘱进行复查各种实验室检查，评估患儿营养状况，必要时进行肠外营养治疗。

3.护理人员要和患儿家属建立及时有效的沟通，制订营养均衡且具有针对性的饮食计划，在制订饮食计划时，要合理性添加高热量、高维生素及容易消化的高蛋白质食物，确保其能有效提高患儿受损的肝功能，如添加一些豆类或是奶制品。

（六）健康指导

1.护理人员在护理过程中要评估宣教效果，完善健康教育措施。主动与患儿家属沟通，采用语言教育配合书面教育，为其提供婴儿胆汁淤积性肝炎疾病相关书籍，制作图文并茂的书面资料，包括疾病起因、发病机制、临床表现、并发症、危害、保健护理措施等，纠正其错误认知，以缓解家属的紧张、恐慌、焦躁等情绪，减少医患纠纷。

2.向患儿家属讲解婴儿胆汁淤积性肝炎早期治疗、

坚持治疗、遵医嘱治疗的重要性，详细介绍具体治疗方法、喂养方法、卫生习惯、用药知识、并发症预防措施等，耐心倾听家长告诉，给予一定的心理疏导，提高家属治疗信心，取得其信任与配合，提高治疗有效率。

（七）出院随访

出院前，再次评估患儿病情，了解家属对疾病护理知识掌握情况，制订出有针对性的出院指导方案。出院后，叮嘱家属定期带患儿复查，详细记录患儿平时饮食、睡眠、精神、大小便颜色等情况，定期进行病原学、肝功能检测，掌握患儿的生长发育状态。通过网络、电话、实地回访等方式，解答患儿家属的疑问，不定期上传疾病相关文件，提高患儿家属的健康知识掌握率，增强疾病防治技巧，并开通热线电话，以供家属随时咨询。

（孟　希）